Theresa N. Lonappan
D. Sarada

Saúde reprodutiva e educação em competências de vida para raparigas adolescentes

Theresa N. Lonappan
D. Sarada

Saúde reprodutiva e educação em competências de vida para raparigas adolescentes

ScienciaScripts

Imprint

Cover image: www.ingimage.com

This book is a translation from the original published under ISBN 978-620-2-06802-4.

Publisher:
Sciencia Scripts
is a trademark of
Dodo Books Indian Ocean Ltd. and OmniScriptum S.R.L publishing group

120 High Road, East Finchley, London, N2 9ED, United Kingdom
Str. Armeneasca 28/1, office 1, Chisinau MD-2012, Republic of Moldova, Europe
Printed at: see last page
ISBN: 978-620-7-94654-9

Índice

AVALIAÇÃO DAS NECESSIDADES EM MATÉRIA DE SAÚDE REPRODUTIVA E DE COMPETÊNCIAS PARA A VIDA E EDUCAÇÃO DAS RAPARIGAS ADOLESCENTES

RESUMO

"Assessment of Reproductive Health and Life-skills needs and Education to the Adolescent Girls" é um estudo realizado com raparigas adolescentes de 16-19 anos nas cidades gémeas de Hyderabad e Secunderabad. O estudo foi realizado com o objetivo de avaliar as necessidades educativas em matéria de saúde reprodutiva e de competências para a vida, bem como os conhecimentos, as atitudes e as práticas em matéria de saúde reprodutiva e de competências para a vida, e de comprovar a eficácia do programa educativo na melhoria destes três domínios: estado nutricional, estado de saúde e atividade física das adolescentes. O objetivo do estudo era desenvolver um programa de educação sobre saúde reprodutiva e competências para a vida baseado nas necessidades das raparigas adolescentes

O manual RHLSE desenvolvido teve um impacto nas raparigas adolescentes do grupo experimental (30). O programa de intervenção educativa melhorou significativamente os conhecimentos, a prática e as competências para a vida da amostra, mas não foi encontrada qualquer diferença significativa na atitude em relação à saúde sexual do grupo experimental nos resultados médios do pré-teste e do pós-teste. A atitude forma-se ao longo de um período de tempo; por conseguinte, é necessário mais tempo para alterar as atitudes em matéria de SR das raparigas adolescentes. O conhecimento e a prática de RH podem ajudar a mudar lentamente a atitude de RH da amostra. O programa educativo RHLS planeado e implementado como parte do trabalho de investigação foi baseado nas necessidades. O programa de intervenção educativa realizado no âmbito da investigação sobre a LSR para raparigas adolescentes foi eficaz e o manual RHLSE desenvolvido pode ser utilizado para educar as raparigas adolescentes urbanas.

1.0 INTRODUÇÃO

A compreensão básica da adolescência pode ser rastreada até à sua palavra de raiz em latim, *adolescere* significa "crescer". Trata-se de uma fase de transição do desenvolvimento físico e psicológico do ser humano que ocorre geralmente entre a puberdade e a idade adulta (Adolescência, Wikipédia). Dadas as variações culturais e sociais, não é simples definir a noção de adolescência ou elaborar as caraterísticas deste período. Os estudiosos têm dificuldade em chegar a acordo sobre uma definição exacta da adolescência. Uma compreensão aprofundada da adolescência na sociedade depende de informações provenientes de várias perspectivas, sobretudo das áreas da psicologia, biologia, história, sociologia, educação e antropologia. O período da adolescência está intimamente associado à adolescência, embora as suas expressões físicas, psicológicas e culturais possam começar mais cedo e terminar mais tarde. A puberdade começa antes da adolescência e tem-se verificado uma mudança normativa da sua ocorrência na pré-adolescência, particularmente no sexo feminino. (Puberdade, Wikipédia) O crescimento físico, diferente da puberdade, sobretudo no sexo masculino, e o desenvolvimento cognitivo, geralmente observado na adolescência, podem também prolongar-se até aos vinte e poucos anos. A idade cronológica é apenas um indicador aproximado da adolescência. Assim, a adolescência pode ser definida, grosso modo, como um período de transição entre a infância e a idade adulta, cujo objetivo cultural é a preparação das crianças para o papel de adulto.

Algumas caraterísticas significativas da adolescência são: basicamente, é um período de exposição, aventura e criatividade e, por conseguinte, os rapazes e as raparigas enfrentam muitos desafios e oportunidades. Dependendo da forma como enfrentam com sucesso os desafios e utilizam eficazmente as oportunidades, o resto das suas vidas é moldado. Assim, pode dizer-se que o período da adolescência é um ponto de viragem na vida de uma pessoa.

A adolescência é uma fase vital de crescimento e desenvolvimento que marca o período de transição da infância para a idade adulta; caracteriza-se por rápidas mudanças fisiológicas e maturação psicológica; é também a fase em que os jovens alargam as suas relações para além dos pais e da família e são intensamente influenciados pelos seus pares e pelo mundo exterior, em geral. São também anos de resolução dos seus próprios problemas, de tomada de decisões sobre questões cruciais, de pressões dos pares e de lidar com o stress. À medida que os adolescentes amadurecem física e cognitivamente, o seu processo mental torna-se mais analítico, sendo agora capazes de pensar de forma abstrata, de raciocinar e de se articular melhor, desenvolvendo uma ideologia independente. São verdadeiramente anos de criatividade, de idealismo, de dinamismo e de espírito de aventura. Ao iniciarem a sua viagem pelo mundo, um mundo de excitações e de experiências, também se deparam com vários riscos, dos quais nunca tinham feito ideia. Alguns dos riscos são: ceder à pressão negativa dos pares, tomar decisões desinformadas sobre questões cruciais, especialmente relacionadas com o seu corpo e a sua sexualidade, recusar ouvir os pais, os mais velhos e os professores, assumir o conhecimento e o poder, etc. Estes riscos tornam a sua vida vulnerável. A adolescência depara-se com muitos acontecimentos sociais, económicos, biológicos e demográficos importantes no dia a dia da sua vida adulta. Por conseguinte, a natureza e a qualidade da vida futura dos jovens, bem como o futuro desenvolvimento social e económico de um país, dependem em grande medida da forma como os adolescentes se adaptam a esta transição e tomam decisões corretas e sensatas. Trata-se, portanto, de um período de elevado potencial.

O Fundo das Nações Unidas para a População, na Índia, publicou um artigo intitulado "Adolescent reproductive and sexual health" (Saúde sexual e reprodutiva dos adolescentes), afirmando que a adolescência é um período de transição entre a infância e a idade adulta e é marcada por rápidas mudanças físicas, fisiológicas e psicológicas. Os adolescentes são um grupo diversificado e encontram-se em situações de risco, estatuto e ambientes variados.

Por conseguinte, para ajudar os jovens durante este período difícil da sua vida, é necessário proporcionar-lhes educação para a saúde sobre os temas da saúde reprodutiva e das competências para a vida. Com os conhecimentos, as competências e a motivação, poderão escolher estilos de vida mais saudáveis e tomar decisões corretas. A educação para a saúde reprodutiva é um dos dispositivos mais importantes que facilitam aos adolescentes e às pessoas levar uma vida saudável, podendo assim eliminar gradualmente as doenças transmissíveis e não transmissíveis.

Quando se trata de sexualidade, a consciência da sexualidade é o fator mais significativo necessário para levar uma vida segura. As práticas educativas gerais são muito simples de aprender, mas não podemos considerar a educação sexual na mesma linha. A educação sexual não consiste apenas em ensinar às crianças alguns factos sobre a sexualidade. É antes um ensino sobre a sua própria personalidade. Por isso, tem de incluir questões fisiológicas, psicológicas, culturais e sociais. Por conseguinte, compreender a sexualidade, e não apenas o sexo, deve ser o nosso principal objetivo. A sexualidade é vista num contexto holístico do ser e da personalidade de cada um, e o sexo é apenas uma categorização biológica. Alguns estudos sobre raparigas na Índia revelaram, infelizmente, que, em geral, não lhes é dito nada sobre a menstruação até à sua primeira experiência pessoal. Num estudo realizado com 800 raparigas de Tamil Nadu, um pouco menos de um terço das raparigas tinha qualquer informação sobre a menstruação antes de esta ocorrer, e nem todas tinham acesso a fontes de informação corretas. Rao R, Lena A, Nair N S, Kamath V, e outros realizaram um estudo para determinar "a eficácia da educação para a saúde reprodutiva entre as adolescentes rurais": um estudo de intervenção baseado na escola em Udupi Taluk, Karnataka (2008). O estudo mostrou claramente que um programa de intervenção educativa pode provocar uma mudança desejável nos conhecimentos das raparigas adolescentes em matéria de saúde reprodutiva. Deve ser dada a devida importância a estes programas educativos para salvaguardar a saúde das raparigas adolescentes.

É necessário que a Educação Sexual inclua conhecimentos e sensibilização sobre "Saúde Reprodutiva". Como qualquer espécie biológica, os seres humanos também têm o impulso natural e espontâneo de perpetuar a sua descendência. No entanto, sendo dotados de poder de raciocínio, têm de situar esse impulso num contexto mais vasto, em vez de o tratarem apenas em termos de desejo físico. É necessário adotar uma abordagem holística na compreensão da saúde reprodutiva. A Organização Mundial de Saúde define a saúde reprodutiva como um "estado de bem-estar físico, mental e social em todas as questões relacionadas com o sistema reprodutivo, em todas as fases da vida". Implica uma vida sexual satisfatória e segura; a liberdade de decidir quando e com que frequência ter filhos; o direito a ser informado; ter acesso a métodos seguros e aceitáveis de planeamento familiar e o direito a serviços de saúde adequados. A saúde reprodutiva inclui todos os métodos, técnicas e serviços que contribuem para a saúde e o bem-estar reprodutivos. (Muitos estudos revelam que a falta de conhecimentos sobre a saúde reprodutiva e os comportamentos sexuais saudáveis levam muitas raparigas adolescentes a uma gravidez indesejada, a infecções do aparelho reprodutor e a contrair infecções sexualmente transmissíveis, especialmente o VIH/SIDA. Há estudos que mostram que a informação adequada proveniente da educação formal e informal pode mudar os comportamentos dos adolescentes para um estilo de vida melhor e mais saudável.

Desde a Conferência Internacional sobre População e Desenvolvimento (CIPD), realizada no Cairo, Egito, em 1994, os Serviços de Saúde Reprodutiva Amiga dos Jovens (SSPRJ) foram reconhecidos como uma estratégia adequada e eficaz para responder às necessidades de saúde sexual e reprodutiva (SSR) dos adolescentes (UNFPA-2003). A preocupação com a saúde sexual e reprodutiva dos adolescentes aumentou na sequência de relatórios segundo os quais a atividade sexual, a gravidez precoce e as infecções sexualmente transmissíveis, incluindo as taxas de infeção pelo VIH, estão a aumentar a um ritmo sem precedentes entre os adolescentes. (Huges e Mc Canley 1998, UNFPA 2003, UNICEF-2007, Sandoy et al 2007).

A saúde reprodutiva é a pedra angular da saúde das mulheres. As conferências internacionais do Cairo (1994) e de Pequim (1995) salientaram o direito das mulheres à saúde reprodutiva. Este facto constituiu um reconhecimento da realidade de que os principais encargos com doenças sofridas pelas mulheres estão relacionados com a função reprodutiva. A mortalidade materna é terrivelmente elevada nas regiões do mundo afectadas por conflitos. A educação para a saúde reprodutiva e a promoção da saúde sexual destinam-se a diminuir os riscos de resultados negativos do comportamento sexual, tais como gravidezes não desejadas ou não planeadas e infecções por doenças sexualmente transmissíveis. Também valoriza as relações e aumenta a capacidade dos adolescentes para tomarem decisões adequadas no que respeita às suas relações com pessoas do sexo oposto. O objetivo geral da educação para a saúde reprodutiva é erradicar a falta de conhecimentos e as ideias erradas sobre o sexo, criando uma atitude correta entre os adolescentes. Normalmente, as escolas e os colégios são considerados como o principal centro de sensibilização para a educação sexual.

Um estudo sobre "Saúde reprodutiva e higiene entre adolescentes" realizado por Kavitha, (2012) em Coimbatore, recomendou a realização de um estudo comparativo entre as adolescentes rurais e urbanas ou entre as adolescentes precoces e tardias. Também recomendou a realização de um estudo semelhante com uma amostra grande para avaliar os conhecimentos, as atitudes e as práticas dos adolescentes em matéria de sexualidade. Outro estudo sobre a saúde sexual e reprodutiva de adolescentes e jovens adultos do sexo masculino na América Latina, realizado em 2000, revela que a intervenção durante a adolescência pode resultar numa melhoria da saúde sexual e produtiva durante a idade adulta. A adolescência marca o início da sexualidade e a adoção de padrões de comportamento que podem ter implicações para a saúde reprodutiva ao longo da vida. Investigação empírica

sugere que os hábitos sexuais precoces e os padrões de interação nas relações íntimas formam a base dos hábitos e padrões ao longo da vida.

O estudo aponta também como outra área importante de investigação a questão da interação entre pares e as fontes de informação sobre sexualidade e planeamento familiar entre os adolescentes. A investigação é, de facto, necessária não só para proporcionar uma compreensão mais completa da sexualidade, mas também em termos de esforços para promover uma atividade sexual segura e mais responsável. Lena (2008), num estudo de intervenção, referiu que uma parte dos estudantes tinha bons conhecimentos e a outra parte não os possuía.

Um rápido olhar sobre o cenário da Índia revela a situação dos adolescentes no que respeita à saúde reprodutiva. Cerca de 30 por cento da população da Índia (327 milhões de indivíduos - RGI-2001) encontra-se no grupo etário dos 10 aos 24 anos. Fonte: OMS-2007. Os jovens são vulneráveis às IST, incluindo o VIH, e representam 31% do fardo da SIDA no país (Fonte: NACO-2007). Cerca de 7% das raparigas casadas e 9% das raparigas solteiras declararam utilizar atualmente métodos contraceptivos modernos (fonte: NFHS-3). A diminuição da idade da puberdade e o aumento da idade do casamento criaram uma janela de oportunidade crescente para os jovens interagirem sem a supervisão de um adulto. Os resultados de vários estudos indicam que até 10% das mulheres jovens e 15-30% dos homens jovens declararam ter relações sexuais antes do casamento. Cerca de 25% das raparigas dos grupos etários têm o seu primeiro filho antes dos 19 anos, na Índia. Os adolescentes são responsáveis por 14% dos abortos na Índia, segundo a Federação Internacional de Planeamento Familiar. Os menores de 25 anos são responsáveis por metade das infecções por VIH na Índia, segundo o programa conjunto das Nações Unidas sobre VIH/SIDA. Os jovens de hoje casam e têm filhos numa fase mais tardia do que as gerações anteriores, são mais instruídos e mais saudáveis do que antes. Ao mesmo tempo, com a mudança das normas socioculturais, estão mais expostos a riscos relacionados com a saúde sexual e reprodutiva, incluindo o VIH, mas não têm autonomia para tomar decisões sobre questões importantes relacionadas com a saúde sexual e reprodutiva (NFHS-3).

Uma das medidas muito importantes para melhorar os resultados da saúde sexual e reprodutiva dos jovens é a comunicação entre pais e filhos. Mas, infelizmente, a maioria dos pais de hoje não teve a sorte de ser formal e sistematicamente ensinada sobre saúde sexual e reprodutiva, nem na escola, nem pelos seus próprios pais, quando eram jovens. Isto deixa os pais actuais incapazes de transmitir conhecimentos cruciais aos seus filhos. Alguns pais e adolescentes não se sentem à vontade para falar sobre questões de saúde sexual e reprodutiva. De facto, os pais receiam que a sensibilização ou a informação sobre questões sexuais possa levar a que os adolescentes se envolvam em actividades sexuais (jejeebhoy e santhya 2011). Os estudos com jovens revelam que questões sensíveis como as relações românticas e os processos reprodutivos raramente são discutidas com os pais. 0 a 2% dos jovens do sexo masculino e 1 a 6% das jovens do sexo feminino. Algumas mulheres jovens discutiram com as mães sobre a menstruação (IIPS e Population Council-2010). 29% discutiram com as suas mães as mudanças corporais e 2% discutiram os processos reprodutivos ou os contraceptivos (Acharya, Kalyanwala e Jejeebuhoy 2009). As suas inibições e o desconforto em discutir questões de saúde sexual impedem ainda mais a sua capacidade de fornecer orientação. Por exemplo, as raparigas precisam de ser bem informadas sobre o início da menstruação antes de esta ocorrer. O início da menstruação é uma das mudanças fisiológicas mais importantes que ocorrem nas raparigas, com impacto em muitos aspectos das suas vidas. O início da menarca significa frequentemente mobilidade reduzida, possível abandono da escola e uma lista de coisas a fazer e a não fazer que as raparigas têm de seguir (Garg, Goyal e Gupta 2012). Num estudo realizado em Uttar Pradesh pela UNICEF, 86% das raparigas afirmaram que não estavam preparadas para o primeiro período menstrual e 64% afirmaram que se sentiram assustadas na menarca (UNICEF 2012). É importante preparar as raparigas para o início da menarca, bem como informá-las sobre a necessidade de serem vigilantes e cuidadosas com a higiene para reduzir o risco de infecções do trato reprodutivo (ITRs). A falta de higiene menstrual é uma das principais causas da elevada prevalência de IRA, contribuindo significativamente para a morbilidade feminina (Garg, Goyal e Gupta 2012).

Uma das formas eficazes, embora não seja uma solução completa para evitar gravidezes indesejadas e as IST, é a utilização correta de contraceptivos. Dada a variedade de métodos disponíveis para fins contraceptivos, é necessário escolher o mais adequado às suas condições. Os adolescentes e os jovens adultos, de um modo geral, não parecem ter muitos conhecimentos sobre contraceptivos. A utilização de contraceptivos aumentou em muitas partes do mundo, especialmente na Ásia e na América Latina, mas continua a ser baixa na África Subsariana. Globalmente, a utilização de contraceptivos modernos aumentou ligeiramente, de 54% em 1990 para 57,4% em 2014. A nível regional, a proporção de mulheres com idades compreendidas entre os 15 e os 49 anos que referem a utilização de um método contracetivo moderno aumentou minimamente entre 2008 e 2014. Em África, passou de 23,6 por cento para 27,6 por cento, na Ásia aumentou ligeiramente de 60,9 por cento para 61,6 por cento e na América Latina e Caraíbas aumentou ligeiramente de 66,7 por cento para 67.

Embora a sensibilização para os contraceptivos tenha vindo a aumentar em todo o mundo, o conhecimento limitado sobre o VIH/SIDA, bem como sobre as IST/IST, torna necessárias intervenções específicas e programas de sensibilização para os jovens. Além disso, são menos as mulheres do que os homens que procuram cuidados para os sintomas relacionados com a saúde sexual e reprodutiva, o que realça o facto de as mulheres jovens poderem deixar passar os sintomas sem tratamento. No contexto do comportamento sexual de alto risco deste grupo etário, é essencial fornecer informações sobre os locais/instalações a que se pode aceder para tratamento. No que diz respeito ao tratamento das IST e dos sintomas, entre os inquiridos com idades compreendidas entre os 15 e os 19 anos, a proporção que procurou tratamento em qualquer estabelecimento de saúde foi mais elevada nas zonas urbanas (46%) do que nas zonas rurais (40%) (Organização Nacional de Controlo da SIDA 2008). A procura de tratamento para problemas de saúde sexual e reprodutiva é limitada entre as mulheres jovens - apenas duas em cada cinco mulheres jovens com sintomas de infeção genital referiram ter tido acesso a cuidados

(IIPS e Population Council 2010).

Entre os jovens com idades compreendidas entre os 15 e os 19 anos, 42% dos homens jovens e 30% das mulheres jovens tinham conhecimento de qualquer centro de despistagem do VIH (Organização Nacional de Controlo da SIDA 2008). A prevalência do VIH na população jovem é de 0,11% ou um jovem seropositivo por cada 1000. Os dados indicam que as taxas de prevalência do VIH específicas da idade são semelhantes entre homens e mulheres jovens com idades compreendidas entre os 15 e os 24 anos (0,09 e 0,11, respetivamente). Muito poucos rapazes e raparigas com idades compreendidas entre os 15 e os 19 anos (0,04%) são seropositivos em comparação com a coorte mais velha com idades compreendidas entre os 25 e os 49 anos (0,38%) (Parasuraman, Kishor, Singh et al. 2009). Uma esmagadora maioria considera que os jovens não recebem informação adequada sobre a vida conjugal antes do casamento - 72% dos rapazes e 80% das raparigas, de acordo com um relatório do IIPS e do Population Council 2010.Apesar de a sociedade se ter modernizado, as normas tradicionais de género e as restrições sociais continuam a influenciar os adolescentes e a ter um impacto na capacidade de decisão das raparigas sobre questões relacionadas com a saúde sexual e reprodutiva. Uma percentagem significativa de jovens de ambos os sexos, com idades compreendidas entre os 15 e os 24 anos, concordou que uma mulher deve obter a autorização do marido para a maioria das coisas - 72% dos homens e 65% das mulheres.

Entre os solteiros, os dados são muito escassos. Outro estudo, realizado pelo Population Council em Andhra Pradesh e Madhya Pradesh, relata que a primeira relação sexual com um parceiro romântico nem sempre foi consensual - um décimo das mulheres jovens em Guntur, em Andhra Pradesh, e mais de um quarto em Dhar e Guna, em Madhya Pradesh, relataram que foram persuadidas ou forçadas a ter a primeira relação sexual. A utilização de preservativos era praticamente inexistente, reiterando assim a necessidade de educação sexual entre os jovens (Santhya, **Jejeebhoy** e Ghosh 2008).

Em 2011, cerca de 820 000 mulheres e homens com idades compreendidas entre os 15 e os 24 anos foram recentemente infectados com o VIH em países de baixo e médio rendimento; mais de 60 por cento eram mulheres. A nível mundial, as raparigas adolescentes e as mulheres jovens (15-24 anos) têm duas vezes mais probabilidades de estar em risco de infeção pelo VIH do que os rapazes e os homens jovens do mesmo grupo. Este risco mais elevado de contrair o VIH está associado a uma atividade sexual insegura e frequentemente não desejada e forçada. A gravidez na adolescência e a maternidade precoce aumentam os riscos tanto para as mães como para os seus recém-nascidos. Embora tenham sido feitos progressos na redução da taxa de natalidade entre adolescentes, mais de 15 milhões dos 135 milhões de nados-vivos em todo o mundo ocorrem entre raparigas com idades compreendidas entre os 15 e os 19 anos (OMS-2011).

Quando se fala de aborto, é evidente que as adolescentes grávidas têm mais probabilidades do que as adultas de fazer abortos inseguros. Estima-se que, a nível mundial, ocorram anualmente três milhões de abortos inseguros entre raparigas dos 15 aos 19 anos. Os abortos inseguros contribuem substancialmente para problemas de saúde duradouros e mortes maternas. As complicações da gravidez e do parto são uma importante causa de morte entre as raparigas dos 15 aos 19 anos nos países de baixo e médio rendimento. A falta de nutrição adequada é outra questão importante no tratamento dos problemas de saúde reprodutiva. Por exemplo, em 21 dos 41 países que dispõem de dados, mais de um terço das raparigas com idades compreendidas entre os 15 e os 19 anos são anémicas. A anemia mais frequente é a anemia por deficiência de ferro e aumenta

o risco de hemorragia e sépsis durante o parto. Provoca défices cognitivos e físicos nas crianças pequenas, levando-as a sofrer de outros problemas de saúde. Reduz igualmente a produtividade dos adultos, o que resulta numa saúde reprodutiva deficiente. As mulheres e as raparigas são mais vulneráveis à anemia devido à insuficiência de ferro nas suas dietas, à perda de sangue menstrual e aos períodos de crescimento rápido (OMS -2011).

O comportamento sexual de risco entre os adolescentes foi identificado pelos Centros de Controlo e Prevenção de Doenças como um dos principais factores que contribuem para a morbilidade dos adolescentes. A nível mundial, a Organização Mundial de Saúde declarou que a resposta às necessidades sexuais e reprodutivas dos adolescentes é um elemento crucial para promover a saúde e a segurança sexual e reprodutiva de todos os adolescentes. Cerca de 315 milhões de pessoas na Índia, quase um terço da população do país, são jovens com idades compreendidas entre os 10 e os 24 anos (RGI 2001). Embora, do ponto de vista positivo, os jovens de hoje, em comparação com as gerações anteriores, tenham mais oportunidades de aprendizagem e crescimento devido à urbanização e à exposição ao conhecimento em geral, a maioria deles enfrenta grandes constrangimentos para fazer escolhas de vida informadas e corretas. Devido ao aumento da promiscuidade sexual, um dos riscos graves que enfrentam são as actividades sexuais não desejadas e não informadas. Não recebem cuidados imediatos ou adequados e têm resultados adversos em termos de saúde reprodutiva. Tudo isto contribui para a grande proporção de população seropositiva entre os jovens. Calcula-se que mais de 35% de todas as infecções por VIH notificadas na Índia ocorram entre jovens dos 15 aos 24 anos de idade (www.unaids.org.in). Um inquérito recente revela que mais de um milhão de pessoas contraem uma infeção sexualmente transmissível (IST) todos os dias. As IST têm um impacto profundo na saúde sexual e reprodutiva em todo o mundo e estão entre as cinco principais categorias de doenças para as quais os adultos procuram cuidados de saúde.

Atualmente, há mais de mil milhões de pessoas com idades compreendidas entre os 10 e os 19 anos, 70% das quais vivem em países em desenvolvimento. Estão a crescer em circunstâncias muito diferentes das dos seus pais, com maior acesso à educação formal, necessidade crescente de competências tecnológicas como a literacia informática e da Internet, diferentes oportunidades de emprego e maior exposição a novas ideias através dos meios de comunicação social, das telecomunicações e de outras vias. O ambiente em que os jovens tomam decisões relacionadas com a saúde sexual e reprodutiva também está a evoluir rapidamente. As taxas de iniciação sexual durante a idade adulta jovem estão a aumentar ou mantêm-se inalteradas em muitos países em desenvolvimento. A maternidade e os casamentos estão cada vez mais desvinculados e, em muitos países, a elevada prevalência do VIH aumenta os riscos associados à atividade sexual precoce. Por exemplo, os inquéritos revelam que em todos os países da África Subsariana, exceto alguns, a SIDA é uma epidemia generalizada. Os jovens são afectados de forma desproporcionada, representando quase dois terços das pessoas que vivem com o VIH na região. Além disso, a prevalência do VIH entre os adolescentes é mais elevada na África Subsariana do que noutras partes do mundo.

O Governo e as ONG deram passos significativos nos programas de educação para a consciencialização dos adolescentes. Uma vez que são eles os cidadãos que podem orientar o bem-estar e o desenvolvimento futuros dos nossos países, é muito importante tomar medidas atempadas para educar e motivar esta categoria de pessoas. É altamente alarmante saber que mais de um milhão de pessoas contraem uma infeção sexualmente transmissível todos os dias. Todos os anos, estima-se que 500 milhões de pessoas contraem uma de quatro infecções sexualmente transmissíveis: Clamídia, gonorreia, sífilis e tricomoníase. Mais de 530 milhões de pessoas estão a viver com HSV2. Mais de 290 milhões de mulheres têm uma infeção por HPV, uma das IST mais comuns. Para combater eficazmente este perigo chocante, a nossa sociedade tem de adotar medidas multifacetadas em pé de guerra. Neste esforço exigente, tanto o governo como as agências não governamentais têm de se envolver seriamente. De um modo geral, os programas nacionais e estatais têm-se concentrado na abordagem da saúde sexual e reprodutiva dos jovens e das necessidades conexas em quatro grandes áreas: a) sensibilização para questões de saúde reprodutiva e sexual, b) facilitação do acesso a aconselhamento e serviços de saúde reprodutiva e sexual, c) abordagem da disparidade entre os sexos e d) criação de um ambiente favorável. Em muitos contextos, as altas taxas de prevalência do VIH, juntamente com o início precoce da vida sexual e múltiplas parcerias, levaram os investigadores a concluir que há necessidade de uma educação para a saúde sexual e reprodutiva que inclua mais do que mensagens de promoção da abstinência. São necessárias avaliações de impacto bem concebidas para fornecer provas sobre a qualidade e o conteúdo das intervenções. Muitos dos adolescentes, especialmente os que abandonam a escola, correm um risco maior. Por conseguinte, é importante visar tanto os jovens que frequentam a escola como os que não a frequentam.

Os dados sobre a situação da saúde sexual e reprodutiva dos jovens na Índia sugerem que este grupo continua a ter uma vasta gama de necessidades não satisfeitas. Em primeiro lugar, o casamento e a maternidade continuam a ocorrer na adolescência para uma proporção significativa de mulheres jovens; embora a idade de casamento das mulheres tenha sofrido um aumento secular, a realidade é que mais de dois quintos de todas as mulheres com idades compreendidas entre os 20 e os 24 anos se casaram aos 18 anos e 16% de todas as raparigas com idades compreendidas entre os 15 e os 19 anos já experimentaram a gravidez ou a maternidade. Em segundo lugar, a utilização de serviços de saúde sexual e reprodutiva pelos jovens está longe de ser universal. De facto, mesmo entre os casados, que estão claramente incluídos nas políticas e nos programas, o acesso aos serviços é limitado; nem os serviços contraceptivos nem os cuidados relacionados com a gravidez são acedidos por percentagens significativas de jovens mulheres casadas. Em terceiro lugar, os jovens continuam a estar mal informados sobre questões de saúde sexual e reprodutiva, e aqueles que declaram estar informados tendem a ter percepções erradas ou a ter apenas informações superficiais sobre essas questões. Por exemplo, apenas 50 e 75 por cento das mulheres e homens jovens casados tinham ouvido falar do VIH; dos que tinham ouvido falar do VIH, apenas 23 e 40 por cento das mulheres e homens jovens casados, respetivamente, estavam conscientes de que o uso correto e consistente do preservativo pode reduzir as probabilidades de contrair o VIH (IIPS e ORC Macro 2000). Embora não existam provas sobre a assunção de riscos sexuais a nível nacional, uma síntese de estudos pequenos e reconhecidamente não representativos realizados em diferentes contextos geográficos e entre diferentes subpopulações de jovens sugere que 15 a 30% dos jovens do sexo masculino e menos de 10% das jovens do sexo feminino tiveram relações sexuais antes do casamento, na sua maioria sem proteção (Jejeebhoy e Sebastian 2004).

O primeiro e mais conhecido programa a ser iniciado no país foi o Programa Nacional de Educação Populacional, atualmente conhecido como Programa de Educação para a População e o Desenvolvimento. Lançado no início da década de 1980 e implementado através de escolas, colégios e centros não formais de educação de adultos, o Programa Nacional de Educação Populacional tinha originalmente como objetivo sensibilizar os jovens para as questões da população e do desenvolvimento. Com a mudança de paradigma na década de 1990, o Programa Nacional de Educação Populacional mudou o seu enfoque das questões demográficas para as questões de saúde reprodutiva e sexual e de género (Chakrabarti 2003). Para promover os esforços nacionais de promoção da vida familiar e da educação populacional entre os adolescentes, o Centro Nacional de Investigação e Formação Educacional, que é responsável pelo desenvolvimento de padrões curriculares nacionais, incorporou

a educação sexual com informações sobre o crescimento e o desenvolvimento dos adolescentes e o VIH/SIDA no currículo nacional desde meados da década de 1990.

A Índia articulou o seu compromisso de promover e proteger os direitos sexuais e reprodutivos dos adolescentes e dos jovens através das suas políticas e em vários fóruns. A Política Nacional de População de 2000, a Política Nacional de Prevenção e Controlo da SIDA de 2002, a Política Nacional para a Juventude de 2003 e os Programas de Saúde Reprodutiva e Infantil (I e II) de 1997 e 2005 são exemplos fundamentais do reconhecimento de que os direitos sexuais e reprodutivos dos adolescentes requerem uma atenção urgente. Este empenhamento foi reforçado em várias instâncias internacionais. A Índia, por exemplo, subscreveu a Conferência Internacional sobre População e Desenvolvimento (CIPD) e o Programa de Ação CIPD+5, e comprometeu-se a "proteger e promover o direito dos adolescentes a usufruir do mais elevado nível de saúde possível" (ONU 1999). A Índia foi um dos primeiros países a ratificar, em 1992, a Convenção sobre os Direitos da Criança.

A Índia também assinou a Convenção sobre a Eliminação de Todas as Formas de Discriminação contra as Mulheres, que reforça os direitos das adolescentes e jovens do sexo feminino. É igualmente evidente que a realização e a sustentabilidade dos Objectivos de Desenvolvimento do Milénio dependem, em grande medida, da situação sexual e reprodutiva dos jovens, através da qual a saúde sexual e reprodutiva foi consideravelmente melhorada. Estas iniciativas incluem, por exemplo, a reformulação do Programa Nacional de Educação sobre a População, o lançamento do Programa para as Raparigas Adolescentes (atualmente conhecido como Kishori Shakti Yojana), a introdução de programas de investimento nacionais e nacionais específicos para as raparigas e o lançamento dos Programas I e I1 de RCH.

Atualmente, na Índia, temos cerca de 225 milhões de adolescentes na faixa etária dos 10 aos 19 anos. A Índia ratificou a Conferência Internacional sobre População e Desenvolvimento (CIPD) e o seu programa de ação salienta a necessidade de abordar as questões de saúde sexual e reprodutiva dos jovens; "Em colaboração com organizações não governamentais, todos os governos foram instados a satisfazer as necessidades especiais dos adolescentes e a estabelecer programas adequados para responder a essas necessidades." - (Programa de ação da CIPD 7.47)

O programa de ação 7.46 da CIPD declara que todos os países "devem proteger e promover os direitos dos adolescentes à educação, à informação e aos cuidados de saúde reprodutiva e reduzir consideravelmente o número de gravidezes na adolescência". A política também dá ênfase aos programas para adolescentes que promovem o acesso à informação, ao aconselhamento, à educação sobre os riscos do sexo irresponsável, à idade certa para o casamento e para ter filhos e à melhoria do acesso aos serviços, com especial atenção às necessidades dos adolescentes nas zonas rurais da Índia.

Com o aparecimento da epidemia do VIH, o Ministério do Desenvolvimento dos Recursos Humanos, o Departamento da Educação e a Organização Nacional de Controlo da SIDA lançaram uma série de programas de educação sobre o VIH/SIDA nas escolas e nos estabelecimentos de ensino superior. O Programa Escolar de Educação sobre a SIDA, por exemplo, foi criado para estudantes das classes IX-XII. Como parte do programa, foi preparado um conjunto de instrumentos genéricos para implementação a nível estatal, que inclui um módulo de aprendizagem para a vida, bem como materiais de formação e de sensibilização, livros de exercícios e flip charts para professores, livros de referência, folhetos sobre perguntas frequentes para estudantes e um programa de 40 horas.

As sessões são geralmente realizadas nas aulas de biologia ou ciências e incluem temas como a anatomia humana e os modos de transmissão, prevenção e teste do VIH. Em 2005, o programa abrangia cerca de 60.000 instituições secundárias superiores de um total de 150.000 instituições no país, e esperava-se que abrangesse 123.810 escolas a nível nacional até 2006, (MOHRD, NACO e UNICEF 2005). Do mesmo modo, o programa "University Talk AIDS" foi iniciado para os estudantes universitários com o objetivo de sensibilizar para o VIH e o sexo seguro. Desde a sua criação em 1991, este programa atingiu mais de sete milhões de jovens no país (NACO 2004). Além disso, a campanha "Youth Unite for Victory on AIDS", lançada em junho de 2006 pelo Ministério da Juventude e dos Desportos e pela NACO em colaboração com sete Organizações Nacionais de Juventude, também pretende ajudar os jovens a prevenir essas infecções.

Foram implementados vários programas nacionais e específicos a cada Estado para sensibilizar os jovens para a saúde sexual e reprodutiva. Embora alguns desses programas tenham sido dirigidos aos jovens nas escolas, outros centraram-se no abandono escolar. Alguns programas dirigiram-se à população em geral, mas reconheceram os jovens como um grupo que requer uma atenção especial. Embora tanto o programa RCH (I e II) como os programas de controlo do VIH/SIDA tenham envidado esforços para aumentar a sensibilização, a nossa análise sugere que, no cômputo geral, os programas de comunicação parecem dar mais ênfase ao VIH e ao sexo seguro do que a outros aspectos da saúde sexual e reprodutiva, e que os mecanismos de fornecimento de informação são muito mais numerosos. Os programas de consciencialização sobre questões de saúde sexual e reprodutiva tendem a centrar-se nos jovens que frequentam a escola e o ensino superior e não nos que não frequentam a escola. Os programas de sensibilização para questões de saúde sexual e reprodutiva tendem a centrar-se mais nos jovens que frequentam a escola e o ensino superior do que nos que não frequentam a escola. Sob o título genérico de "Programas de Educação de Adolescentes" incluem-se dois programas-chave, nomeadamente o Programa Nacional de Educação Populacional e o Programa Escolar de Educação sobre a SIDA (MOHRD, NACO e UNICEF 2005).

Outro aspeto importante da educação e da capacitação dos jovens de hoje é ensinar-lhes competências para a vida. São capacidades de comportamento adaptativo e positivo que permitem aos indivíduos lidar eficazmente com as exigências e os desafios da vida. Para a promoção da saúde, a educação em matéria de competências para a vida baseia-se no ensino de competências genéricas e inclui a prática de competências relacionadas com os principais problemas sociais e de saúde. Na sociedade atual, geradora de stress, para vivermos como indivíduos saudáveis, devemos ter a capacidade de lidar com as questões quotidianas da vida. Por conseguinte, as aulas de competências para a vida devem ser combinadas com a informação sobre a saúde e o desenvolvimento dos jovens, para que estes estejam mais bem equipados para enfrentar a vida com uma perspetiva madura e saudável; assim, a formação em competências para a vida é um instrumento eficaz para capacitar os jovens a agir de forma responsável, a tomar iniciativas e a assumir o controlo. Baseia-se no pressuposto de que, quando os jovens são capazes de ultrapassar os problemas emocionais, saindo diariamente dos conflitos, das relações complicadas e da pressão dos pares, é menos provável que recorram a comportamentos anti-sociais ou de alto risco. Há uma maior necessidade de dotar os adolescentes de competências para a vida, para que possam enfrentar os desafios e as pressões da vida quotidiana. As competências de vida de uma pessoa desenvolvem-se ao longo dos anos de forma contínua e dinâmica. Há muitas competências que são necessárias para negociar com êxito cada uma das situações da vida quotidiana.

De acordo com a OMS, são "competências para a vida" ou capacidades de comportamento adaptativo e positivo que permitem aos indivíduos lidar eficazmente com as exigências e os desafios da vida quotidiana (Anon: 2010). Em várias situações, como escolher uma carreira, amigos, desenvolver hábitos, construir relações, seguir a disciplina, compreender as próprias necessidades, resolver problemas, interagir com professores e pais. O ensino das competências para a vida promove o bem-estar mental dos jovens e prepara-os para enfrentar as realidades da vida. Pode ser vista como uma forma de capacitar os adolescentes para assumirem maior responsabilidade pelas suas acções (Srikala e Kishore, 2005). Desenvolve uma pessoa ao longo dos anos de forma contínua e dinâmica. Ao apoiar o bem-estar mental e a preparação comportamental, a educação prepara o indivíduo para se comportar de forma pró-social, o que constitui uma vida saudável (Nair, 2005). Consequentemente, a educação pode ser vista como uma forma de capacitar os adolescentes para assumirem maior responsabilidade pelas suas acções (Srikala e Kishore, 2005).

Se os jovens não estiverem bem informados ou orientados, é provável que tomem decisões que os possam prejudicar. Além disso, o Relatório sobre o Desenvolvimento Humano da ONU de 2016 refere que: Ao avaliar o progresso do desenvolvimento humano e os resultados do desenvolvimento, o foco será sobre como garantir que os mais desfavorecidos beneficiem plenamente do progresso do desenvolvimento humano e sobre se aqueles que escaparam às privações básicas continuam a avançar.

Estou profundamente convencida de que a falta de comunicação com os pais e com os adultos de confiança mantém os jovens mal informados; é pouco provável que recebam o apoio dos pais em relação a questões sexuais. Há uma necessidade urgente de fornecer aos jovens informações adequadas e exactas em termos de idade/experiência, uma vez que estes acedem a fontes pouco fiáveis que muitas vezes os induzem em erro. Além disso, se alargarmos a compreensão, juntamente com o conhecimento e a atitude correta em relação aos factos do crescimento como adultos, isso pode certamente desenvolver neles confiança, abertura e disponibilidade para ouvir, decidir e agir com maturidade e responsabilidade na sociedade. É por isso que estou empenhado em realizar este estudo, a fim de produzir dados apoiados pela investigação que possam ser utilizados ao serviço dos jovens.

É desnecessário dizer que os adolescentes de hoje determinarão o tecido social, a produtividade económica, a saúde reprodutiva e o bem-estar das nações em todo o mundo nas próximas décadas. Em todo o mundo, uma variedade de programas tem tentado atender às necessidades de saúde sexual e reprodutiva dos adolescentes. As comunicações e outras intervenções destinadas a melhorar a saúde sexual e reprodutiva dos adolescentes precisam de responder adequadamente ao contexto global em mudança.

O resultado deste estudo revelará, creio eu, o conhecimento, a atitude e a prática das raparigas adolescentes que se encontram no ambiente da cidade e, dependendo do resultado, pode ser preparado um manual para educar as raparigas adolescentes e podem ser planeadas e implementadas estratégias e programas para o mesmo. Isto pode promover uma informação correta e respostas saudáveis e maduras por parte das adolescentes. Uma informação adequada e a compreensão dos problemas psico-emocionais das adolescentes; a orientação para estes problemas pode ajudá-las a evitar, como já foi referido, a gravidez não desejada, os abortos inseguros, as infecções sexualmente transmissíveis, incluindo o VIH/SIDA, e todas as formas de violência sexual. A educação em matéria de competências para a vida preparará os adolescentes para levarem uma vida mais produtiva e orientada para a paz, dando o seu melhor à sociedade; enfrentando o stress e as exigências do dia a dia de forma mais madura e útil. Todo o tempo e energia, dinheiro e recursos que são investidos nos adolescentes e no seu bem-estar holístico não estão apenas a ajudar esses indivíduos na nossa sociedade, mas são uma contribuição muito significativa para o bem-estar total da nossa sociedade. Com esta convicção e motivação, esperança e oração, prossigo com o estudo.

Por isso, o investigador sentiu a necessidade de se aventurar neste estudo com o objetivo de utilizar os resultados para a educação e o serviço aos adolescentes, que são a esperança e os construtores dos nossos amanhãs.

A partir da revisão da literatura, o investigador chegou à conclusão de que existe uma necessidade urgente de transmitir informação correta às raparigas adolescentes que possa melhorar as suas escolhas e práticas de vida para uma melhor saúde. A elaboração de um manual com a informação adequada sobre todos os temas relevantes para o período da adolescência pode ajudar os educadores a orientá-las e aconselhá-las nos seus momentos de crise e necessidades da vida. Assim, o investigador realizou este estudo com o objetivo de desenvolver um manual educativo sobre saúde reprodutiva e competências para a vida baseado nas necessidades, nomeadamente o TOT - Manual de Formação de Formadores. Este manual pode ser utilizado em programas de educação sobre saúde reprodutiva e competências para a vida, bem como por pais, professores e todos aqueles que estão associados ao ensino e à formação de adolescentes.

1.1 Descrição do problema

"Avaliação da saúde reprodutiva e das necessidades de competências para a vida e educação das raparigas adolescentes"

1. 2 Objetivo do estudo

Desenvolver um programa de educação em matéria de saúde reprodutiva e de competências para a vida para raparigas adolescentes, com base nas necessidades

1. 3 Objectivos do estudo

1. Avaliar as necessidades educativas das raparigas adolescentes em matéria de saúde reprodutiva e de competências para a vida

2. Avaliar os conhecimentos, as atitudes e as práticas das raparigas adolescentes em matéria de saúde reprodutiva

3. Avaliar as competências de vida das raparigas adolescentes

4. Elaborar um manual educativo sobre saúde reprodutiva e competências para a vida, baseado nas necessidades, para o ensino de saúde reprodutiva e competências para a vida

5. Estudar a eficácia do programa de educação sobre saúde reprodutiva e competências para a vida

6. Estudar a associação entre as necessidades educativas RHLS e os conhecimentos, atitudes e práticas das raparigas adolescentes

7. Estudar a correlação entre o pré e o pós-teste de conhecimentos, atitudes e práticas

8. Estudar a correlação entre as pontuações pré e pós-teste das competências de vida das raparigas adolescentes

9. Estudar a associação entre as variáveis independentes e as necessidades educativas em matéria de saúde reprodutiva e de competências para a vida

10. Estudar a associação entre as variáveis independentes e os conhecimentos, atitudes e práticas das raparigas adolescentes

11. Estudar a correlação entre peritos, mães e alunos sobre a saúde reprodutiva e as necessidades educativas em matéria de competências para a vida

1. 4 Hipóteses nulas

Ho1: Os peritos, os alunos e as mães não diferem na identificação das necessidades educativas em matéria de saúde reprodutiva e de competências para a vida

Ho 2: Os conhecimentos, atitudes e práticas das raparigas adolescentes sobre saúde reprodutiva e competências para a vida são fracos.

Hipótese 3: O manual educativo desenvolvido sobre saúde reprodutiva e competências de vida para raparigas adolescentes não é eficaz.

Ho 4: O estado nutricional da amostra é mau

Ho 5: O estado de saúde geral da amostra é mau

Ho 6: A atividade física da amostra é fraca

Ho 7: Não existe associação entre as variáveis independentes e as necessidades educativas da amostra em matéria de saúde reprodutiva e competências para a vida

Ho 8: Não existe associação entre as variáveis independentes e o conhecimento, a atitude e a prática das raparigas adolescentes em matéria de RHLS

Ho 9: Não existe relação entre o estado nutricional, o estado de saúde, a atividade física e a saúde reprodutiva

1.5 Hipóteses alternativas

HA1: Os peritos, as mães e os alunos diferiram significativamente na identificação das necessidades educativas em matéria de saúde reprodutiva e de competências para a vida

HA2: O conhecimento, a atitude e a prática das raparigas adolescentes sobre saúde reprodutiva e competências para a vida são elevados

HA3: O manual educativo desenvolvido sobre RHLS para raparigas adolescentes é eficaz

HA4: O CAP das raparigas adolescentes sobre SR e LS melhorou significativamente após o programa RHLSE

HA5: O estado nutricional da amostra é bom

HA6: O estado de saúde da amostra é bom

HA7: A atividade física da amostra é boa

HA8: Existe uma associação entre as variáveis independentes e as necessidades de RH e LSE

HA9: Existe uma relação entre o estado nutricional, o estado de saúde, a atividade física e a saúde reprodutiva

1.6 Enquadramento concetual

Uma teoria apresenta uma forma sistemática de compreender os acontecimentos. É um conjunto de conceitos, definições e proposições que explicam esses acontecimentos, demonstrando as relações entre variáveis. A teoria subjacente à HPM é que o indivíduo tem experiências pessoais que afectam as suas acções. Há três focos principais da HPM: experiências individuais, conhecimentos e afectos específicos do comportamento e resultados comportamentais. Os factores associados à HPM são principalmente o estilo de vida, a perspetiva e a saúde psicológica de um indivíduo, as caraterísticas sociais e culturais, bem como os factores biológicos. O comportamento promotor da saúde é o resultado comportamental ideal, o que faz dele o ponto final da HPM.

A promoção da saúde pode ser definida como o processo de capacitar as pessoas para fazerem escolhas de estilos de vida saudáveis e de as motivar para se tornarem melhores gestores de si próprias. Para o efeito, as estratégias de promoção da saúde devem centrar-se na educação, aconselhamento e mecanismos de apoio ao doente. Exemplos de abordagens de promoção da saúde incluem programas de educação e aconselhamento que promovem a atividade física, melhoram a nutrição ou reduzem o consumo de tabaco, álcool ou drogas.

A Dra. Nola Pender desenvolveu o Modelo de Promoção da Saúde (HPM) que é utilizado universalmente na investigação, educação e prática. O modelo de promoção da saúde centra-se em ajudar as pessoas a atingir níveis mais elevados de bem-estar. Encoraja os profissionais de saúde a fornecerem recursos positivos para ajudar os pacientes a alcançarem mudanças específicas de comportamento. O objetivo do HPM não é apenas ajudar os doentes a prevenir a doença através do seu comportamento, mas também analisar as formas como uma pessoa pode procurar uma melhor saúde ou uma saúde ideal.

O quadro concetual deste estudo baseia-se no modelo de promoção da saúde de Pender. O Modelo de Promoção da Saúde (MPS) foi concebido para ser uma contrapartida complementar aos modelos de proteção da saúde e baseia-se em constructos da teoria da expetativa de valor, incluindo o modelo de crenças de saúde (1975) e a teoria social cognitiva (1997). O Modelo de Promoção da Saúde representa uma perspetiva teórica que explora os factores e as relações que contribuem para o comportamento de promoção da saúde e, por conseguinte, para a melhoria da saúde e da qualidade de vida. O modelo de promoção da saúde é um guia para a exploração dos processos biopsicossociais completos que motivam os indivíduos a adotar um comportamento saudável orientado para a melhoria da saúde.

O primeiro componente são as caraterísticas e experiências individuais. As caraterísticas e experiências individuais são os factores inatos, bem como as experiências individuais que informam o comportamento futuro. Neste estudo, as caraterísticas sócio-demográficas e pessoais das raparigas adolescentes e as variáveis independentes serão a primeira componente.

O segundo componente do modelo HPM é o afeto relacionado com a atividade. Refere-se às variáveis que afectam a probabilidade de iniciar o comportamento de promoção da saúde. O efeito relacionado com a atividade é o pré-teste da saúde reprodutiva e da educação para o grupo experimental e o pós-teste do grupo de controlo e do grupo experimental. As conclusões analíticas dos testes revelarão o resultado.

A terceira componente é o resultado da promoção da saúde. Considera-se que as caraterísticas individuais, os factores pessoais e sócio-demográficos e os afectos relacionados com a atividade influenciam o comportamento futuro dos clientes, ensinando-os a obter resultados positivos na promoção da saúde. O terceiro componente deste quadro serão os resultados de promoção da saúde, especialmente a aquisição de conhecimentos adequados, a atitude favorável e a prática adequada no grupo experimental. Isto é claramente ilustrado com o quadro apresentado abaixo.

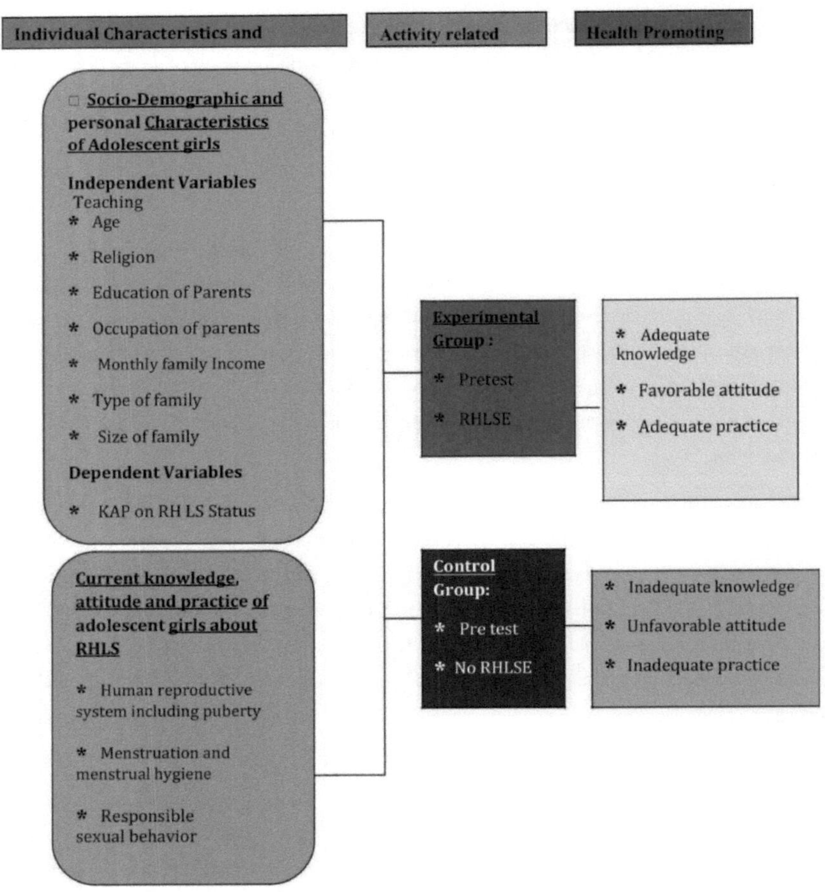

Figura: 1

QUADRO CONCEPTUAL: Baseado no Modelo de Promoção da Saúde (MSP) da Dra. Nola Pender

2.0 REVISÃO DA LITERATURA

Um estudo aprofundado sobre qualquer assunto envolve uma revisão sistemática e uma avaliação de toda a literatura académica relevante sobre esse tópico específico. Uma revisão da literatura é uma descrição da informação encontrada na literatura associada à área de investigação escolhida. A revisão da literatura ilustra, resume, avalia e clarifica a literatura para a qual o académico está a escrever a revisão da literatura.

É um relato do que foi publicado sobre um tema por académicos e investigadores acreditados. O objetivo da literatura é transmitir os conhecimentos e as ideias que já foram estabelecidos sobre um tema e quais são os seus pontos fortes e fracos. Para além de alargar os conhecimentos, a revisão da literatura permite-nos adquirir e demonstrar competências em dois domínios. Em primeiro lugar, a procura de informação, ou seja, a capacidade de analisar a literatura de forma eficiente, utilizando os métodos manuais ou computorizados, para identificar o conjunto de artigos e livros úteis. Em segundo lugar, a avaliação crítica, ou seja, a capacidade de aplicar princípios de análise para identificar estudos imparciais e válidos. Uma revisão da literatura deve fazer as seguintes coisas: Ser organizada em torno e relacionada com a tese ou questão de investigação que se está a desenvolver; sintetizar os resultados num resumo do que é e não é conhecido; identificar áreas de controvérsia na literatura; formular questões que necessitam de mais investigação.

A revisão da literatura relevante para o estudo é apresentada neste capítulo em quatro sub-secções.

2.1 Adolescência

2.1.1 Definição e significado de Adolescência

2.1.2 Problemas das raparigas adolescentes indianas

2.1.3 Estudos sobre a adolescência

2.2 Saúde reprodutiva

2.2.1 Saúde reprodutiva dos adolescentes

2.2.2 Problemas de saúde reprodutiva dos adultos indianos

2.2.3 Programas de promoção da saúde reprodutiva na Índia

2.3 Competências para a vida

2.3.1 Necessidade de educação dos adolescentes em matéria de competências para a vida

2.3.2 Programas de ensino de competências para a vida na Índia / no estrangeiro

2.3.3 Estudos sobre a educação para as competências de vida

2.4 Elaboração de manuais sobre saúde reprodutiva e educação sobre competências para a vida

2.4.1 Desenvolvimento de um Manual de Educação RHLS baseado nas necessidades

2.4.2 Revisão dos Manuais Educacionais RHLS existentes

2.4.3 Manual pedagógico para a RHLSE Relevância

2.1 Adolescência

A adolescência representa 1,2 mil milhões da população mundial. De acordo com o relatório de 2011 da UNICEF sobre o estado das crianças do mundo, a Índia tem a maior população nacional de adolescentes. As Nações Unidas e as agências da ONU, como a OMS, a UNICEF, o FNUAP, etc., consideram os adolescentes como indivíduos entre os 10 e os 19 anos de idade. Os jovens constituem os recursos humanos vitais da nossa sociedade. São eles que constroem o desenvolvimento do nosso futuro. A adolescência é o período mais importante e sensível da vida de uma pessoa·

A adolescência é um período em que ocorrem grandes mudanças nos domínios físico, psicológico e comportamental. É a janela de oportunidade que prepara o terreno para uma vida adulta saudável e produtiva. É também uma idade de impulsividade, acompanhada de vulnerabilidade, influenciada pelos grupos de pares e pelos meios de comunicação social que resultam em mudanças na perceção e na prática, e caracterizada por competências de tomada de decisão, juntamente com a aquisição de novas competências emocionais, cognitivas e sociais.

2.1.1 Definição e significado da adolescência

A adolescência é uma fase intermédia entre a infância e a idade adulta. É uma fase delicada da vida. É também um período em que cada adolescente refaz a sua personalidade. Liberta-se dos laços de infância com os pais e estabelece uma nova identidade. A adolescência é um período de transição psicológica e social entre a infância e a idade adulta. É marcado por rápidas mudanças físicas, fisiológicas e psicológicas. Este período resulta numa maturação sexual, psicológica e comportamental. Os adolescentes são um grupo diversificado e encontram-se em diferentes situações de risco, estatuto e ambientes.

Durante a adolescência, as alterações hormonais conduzem ao início da puberdade, ao crescimento físico repentino e rápido e ao desenvolvimento de caraterísticas sexuais secundárias, e ocorrem simultaneamente alterações psicológicas e emocionais como a afirmação da identidade própria e da independência, o desejo sexual e a atração pelo sexo complementar. A sucessão destes acontecimentos durante a puberdade é geralmente consistente entre os adolescentes. No entanto, pode ser influenciada pela idade de início, género, duração, bem como pelas diferenças individuais. Os adolescentes começam a alargar as suas relações para além da família. Têm tendência a distanciar-se dos pais e a alargar o seu círculo social para criar um lugar importante entre os seus pares. Nesta fase, se os jovens não estiverem bem informados e orientados, é provável que tomem decisões erradas e ponham a sua vida em risco. Os adolescentes são particularmente propensos a experimentar novas ideias. Embora se trate de uma caraterística positiva, existe o perigo de a falta de capacidades os levar a serem influenciados pelos meios de comunicação social e pelas opiniões e ideias do grupo de pares. Isto pode levar a comportamentos de risco, como o tabagismo, o abuso de substâncias, o consumo de álcool, o sexo sem proteção, e podem ficar presos a estes comportamentos durante toda a vida. Muitas vezes, os jovens não têm a informação correta ou não estão preparados para enfrentar as mudanças por que passam durante a adolescência. As ideias erradas relacionadas com questões de sexo e sexualidade deixam-nos ansiosos. A sua ansiedade agrava-se quando os mais velhos e outros adultos esperam que eles se comportem de uma forma mais madura, sem os prepararem para o seu novo papel. Os adolescentes, especialmente as raparigas, têm necessidades nutricionais adicionais que são frequentemente ignoradas. Isto leva a uma série de problemas de saúde, especialmente quando são forçadas a casar numa idade precoce. Podem ocorrer gravidezes indesejadas, abortos de risco, hemorragias, partos obstruídos, bebés com baixo peso à nascença e anemia. Além disso, a mobilidade restrita das raparigas limita frequentemente o seu acesso aos serviços de saúde e à informação sobre saúde reprodutiva.

2.1.2 Problemas das raparigas adolescentes indianas

Os problemas enfrentados pelas raparigas adolescentes indianas são muitos e de natureza variada. De acordo com um estudo de caso realizado por Anil Kumar Jha (2012) sobre os "problemas e a perceção das raparigas adolescentes na Índia", este explica as seguintes conclusões Na Índia, as raparigas adolescentes são privadas de oportunidades iguais e estão sujeitas a negligência e desigualdade, o que também se reflecte no rácio sexual negativo do país. De acordo com o censo de 2011, o rácio sexual global é de 940 mulheres por cada 1000 homens. O rácio sexual negativo deve-se à forte preferência por um filho do sexo masculino, que leva a abortos selectivos, ao infanticídio, à negligência e à exploração das raparigas de várias formas, muito antes de nascerem e ao longo de toda a sua vida.

As raparigas adolescentes estão sujeitas, desde o início da sua vida, a muitas desigualdades baseadas no género. São frequentemente obrigadas a fazer trabalhos domésticos e a cuidar de irmãos. Como tal, abandonam a escola e têm baixos níveis de escolaridade, são forçadas a casar-se e a dar à luz precocemente, são traficadas para exploração sexual, correm o risco de contrair VIH/SIDA e são discriminadas até em termos de nutrição e alimentação. De acordo com o NFHS-3, 2005-06, 21% das raparigas adolescentes e 8% dos rapazes adolescentes não têm instrução. Quase 50% das mulheres são casadas antes da idade legal de 18 anos, em comparação com apenas 10% dos homens jovens, e, em geral, uma em cada seis mulheres no grupo etário dos 15-19 anos começou a ter filhos. O relatório afirma ainda que as raparigas correm mais riscos de subnutrição do que os rapazes. 56% das raparigas adolescentes são anémicas, em comparação com 30% dos rapazes adolescentes. As mães adolescentes anémicas correm um maior risco de aborto espontâneo, mortalidade materna, nados-mortos e bebés de baixo peso.

A análise da literatura sugere que o sexo sem proteção é responsável por 87% das novas infecções por VIH na Índia, colocando os jovens no centro da epidemia. Os jovens com idades compreendidas entre os 19 e os 25 anos representam 50% de todas as novas infecções por VIH/SIDA no país. A population Foundation of India informou que um jovem é infetado com VIH/SIDA quase de 15 em 15 segundos. A taxa de prevalência da SIDA nas mulheres jovens parece estar a aumentar de forma acentuada. A NACO (2007) também estabeleceu que um milhão dos 2,5 milhões de pessoas infectadas com

VIH/SIDA são mulheres na Índia. O estudo analisou os comportamentos dos adolescentes, como a amizade com o sexo oposto, a natureza da amizade, a atitude em relação ao sexo antes do casamento, o ambiente familiar e os problemas dos jovens, os conhecimentos sobre o VIH/SIDA e a atitude em relação ao teste do VIH.

As metas e os objectivos do estudo visam descobrir a possibilidade de contrair a infeção pelo VIH, analisando a sua opinião e consciência sobre o comportamento sexual e as práticas de VIH/SIDA. Foi realizado um estudo transversal entre 250 raparigas solteiras. Foi utilizado um método de entrevista estruturado para recolher dados qualitativos e quantitativos. O estudo conclui que, para um grande número de inquiridos de famílias conjuntas, o comportamento autónomo dos jovens com pessoas de fora e os meios de comunicação social não controlados são as principais fontes de propagação do sexo antes do casamento na população em geral. Os inquiridos de famílias nucleares consideraram que a falta de comunicação entre pais e filhos e a utilização do sexo como instrumento de redução do stress são as principais causas do sexo antes do casamento. Verificou-se que 66,8% dos inquiridos têm amigos do sexo oposto. A natureza da amizade varia entre eles. 88,4% dos inquiridos desaprovam o sexo antes do casamento. A opinião dos inquiridos é que um casal que pratica sexo antes do casamento deve casar-se para acabar com a aleatoriedade das relações sexuais na sociedade. 11,6% acreditam que se trata de uma questão puramente pessoal. 59,63% e 43,97% dos inquiridos, de famílias conjuntas e nucleares, respetivamente, dependiam dos amigos para obter informações sobre as alterações físicas e psicológicas dos adolescentes. 51,33% dos inquiridos obtiveram pela primeira vez informações sobre o VIH/SIDA através da imprensa escrita e eletrónica. 38,8% receberam-na dos seus amigos. Os professores e os seminários a nível escolar foram a primeira fonte de informação sobre a SIDA em 6,67% dos casos. O estudo conclui que os jovens de hoje acreditam na manutenção das tradições culturais, acreditando no vínculo conjugal, desaprovando o sexo antes do casamento e respeitando o código de conduta social. A falta de informação correta sobre sexo seguro e a ignorância sobre o VIH/SIDA podem colocá-los em grande risco. O estudo recomenda que os programas de informação, educação e comunicação sejam elaborados tendo em conta as questões culturais.

A taxa de aborto também está a aumentar na Índia. Os abortos na adolescência estão a aumentar no Quirguizistão devido à falta de sensibilização para os riscos do sexo sem proteção, aliada à sua educação tradicional. Trikka (2001) efectuou um estudo sobre o cenário do aborto em Haryana entre adolescentes do grupo etário dos 14 aos 19 anos, que revelou que 90% das adolescentes que abortavam eram solteiras e que 11% delas o faziam pela segunda e terceira vez. 42% procuraram o aborto no segundo trimestre de gravidez. 56% dos abortos foram efectuados em centros não aprovados por pessoal não qualificado.

2.1.3 Estudos sobre a adolescência

Ciby Jose (2013) realizou um estudo pré-experimental para avaliar a eficácia do programa de aconselhamento estruturado entre os adolescentes com problemas de comportamento, em escolas urbanas do distrito de Thiruvallur, Tamilnadu. Foram selecionados 50 adolescentes utilizando a técnica aleatória simples em várias fases. A distribuição de frequências e percentagens foi utilizada para analisar as variáveis demográficas e identificar os problemas de comportamento. A média e o desvio-padrão foram utilizados para avaliar os conhecimentos no pré e pós-teste. O teste "t" emparelhado foi utilizado para comparar os conhecimentos e os problemas de comportamento no pré e no pós-teste. O teste do qui-quadrado foi utilizado para associar o conhecimento pós-teste com variáveis demográficas selecionadas. O teste McNemar foi utilizado para comparar os níveis pré e pós-teste.

A análise do estudo revelou que houve uma associação estatisticamente significativa do nível pós-teste de problemas de comportamento com variáveis demográficas selecionadas, como a idade, o tipo de família e o tamanho da família, com $p<0,01$ e $p<0,05$ e $p<0,05$, respetivamente. O estudo concluiu que a intervenção selecionada sobre aconselhamento foi um método eficaz para reduzir o nível de problemas de comportamento entre os adolescentes nas escolas.

Kavitha (2012) efectuou um estudo descritivo sobre "Saúde reprodutiva e higiene entre adolescentes" em duas instituições mistas no distrito de Coimbatore. Com a adoção de uma amostragem de conveniência, foram recolhidos dados de 144 raparigas adolescentes dos 13 aos 19 anos de idade. Para a recolha dos dados, foi aplicado um programa de entrevistas estruturado. No que se refere aos conhecimentos e à fonte de informação, os resultados indicam que 67,36% das raparigas tinham conhecimentos antes da sua primeira menstruação, enquanto 32,63% não tinham conhecimentos antes da sua primeira experiência. 56,25% das raparigas receberam informações das mães, 18,75% receberam informações das amigas e 6,94% receberam informações de familiares ou vizinhos. O investigador recomendou a realização de um estudo comparativo entre raparigas adolescentes rurais e urbanas ou entre adolescentes precoces e tardias.

Molina, Araa, Lbazeta e Longos (2007) avaliaram os conhecimentos dos alunos do ensino secundário sobre reprodução, sexualidade e a sua relação com o início da atividade sexual no Chile. Os autores relataram que 45,9% dos alunos de escolas privadas e 27,9% dos alunos de escolas públicas consideravam que a informação que recebiam sobre sexualidade na escola era inadequada e que os conhecimentos destes alunos sobre reprodução humana e sexualidade eram inadequados. O estudo também revelou que os adolescentes que tinham o nível geral mais elevado de conhecimentos sobre reprodução humana e sexualidade tinham níveis mais baixos de atividade sexual. Achados semelhantes foram encontrados em outro estudo conduzido por Millan, Valenzuela e Vargas (1995) no Chile, realizado com 948 estudantes de escolas públicas das comunidades mais pobres de Santiago. Este estudo concluiu que 67% não conheciam a fase fértil e infértil do ciclo menstrual. A falta de informação foi a principal razão para a baixa utilização de contraceptivos.

Os conhecimentos das raparigas adolescentes sobre a menstruação na região do Sudeste Asiático também foram analisados em vários estudos. Um estudo realizado por Tang, Young e Lee (2003) entre raparigas adolescentes chinesas sobre as correlações psicossociais das respostas emocionais mostrou que as raparigas não estavam adequadamente preparadas para a menstruação. Dois estudos realizados no Nepal (Sharma & Gupta, 2003; iips, 2000) referiram a falta de informação das adolescentes sobre as alterações pubertárias, a menstruação, a higiene menstrual e a gravidez.

Mamta e Nidhi Sagar (2014) realizaram um estudo descritivo sobre a prevalência de problemas menstruais e as medidas corretivas adoptadas pelas raparigas numa faculdade de enfermagem selecionada em Ludhiana, Punjab. A dimensão da amostra era de 200. Os dados foram recolhidos através de um questionário. Os resultados globais do estudo revelaram que a prevalência dos problemas menstruais entre as raparigas era de 79,5%. Entre todos os problemas menstruais, a dismenorreia primária 154 (96,85%) foi a mais prevalente e a amenorreia secundária foi a menos prevalente. No caso da dismenorreia primária, mais de metade, 101 (65,8%) das mulheres, utilizava medidas corretivas.

2.2 Saúde reprodutiva

O conceito de saúde reprodutiva oferece uma abordagem global e integrada das necessidades de saúde relacionadas com a reprodução. Coloca as mulheres no centro do processo e reconhece, respeita e responde às necessidades das mulheres, incluindo as mães. O conceito de saúde reprodutiva foi objeto de grande atenção na Conferência Internacional das Nações Unidas sobre População e Desenvolvimento, realizada no Cairo em 1994, e na Conferência Internacional sobre a Mulher, realizada em Pequim em 1995.

A saúde reprodutiva é definida pela Organização Mundial de Saúde como um "estado de bem-estar físico, mental e social em todas as questões relacionadas com o sistema reprodutivo, em todas as fases da vida" - implica, entre outras coisas, uma vida sexual satisfatória e segura; a liberdade de decidir se, quando e com que frequência ter filhos; o direito de ser informado, de ter acesso a métodos seguros e aceitáveis de planeamento familiar; e o direito a serviços de saúde adequados. De acordo com a definição de saúde reprodutiva acima referida, esta pode também ser explicada como a constelação de métodos, técnicas e serviços que contribuem para a saúde e o bem-estar reprodutivos, prevenindo e resolvendo problemas de saúde reprodutiva. O impacto da saúde reprodutiva ultrapassa as fronteiras nacionais e estende-se a todo o mundo. Duas áreas de grande impacto são: a capacidade de regular e controlar a fertilidade e a segurança contra as doenças sexualmente transmissíveis (DST), incluindo as infecções por VIH.

Aparajitha Dasgupta e Sarkar (2008) realizaram um estudo para determinar o grau de higiene menstrual das raparigas adolescentes. Entre as raparigas adolescentes da escola na área de prática de campo da unidade de saúde rural e do centro de formação, Singur, Bengala Ocidental. Foi realizado um estudo descritivo e transversal entre 160 raparigas adolescentes de uma escola secundária. Os dados foram recolhidos através de um questionário pré-concebido e pré-testado. Os dados recolhidos foram analisados estatisticamente através de proporções simples. Os objectivos do estudo consistiam em conhecer as crenças, a conceção e a fonte de informação sobre a menstruação entre a população estudada, bem como a situação da higiene menstrual entre as raparigas adolescentes.

Os resultados mostraram que, das 160 inquiridas, 108 (67,5%) raparigas tinham conhecimento da menstruação antes de atingirem a menarca. A mãe foi a primeira informadora sobre a menstruação no caso de 60 (37,5%) raparigas. 138 (86,25%) raparigas acreditavam que se tratava de um processo fisiológico. 78 (48,75%) raparigas conheciam o uso de pensos higiénicos durante a menstruação.

Relativamente às práticas, apenas 18 (11,25%) raparigas usavam pensos higiénicos durante a menstruação. Para a limpeza, 156 (97,5%) utilizavam água e sabão. Quanto às restrições praticadas, 136 (85%) raparigas praticavam diferentes restrições durante a menstruação. É evidente que a higiene menstrual é um fator de risco muito importante para as infecções do aparelho reprodutor. É um aspeto vital da educação para a saúde das raparigas adolescentes.

Amy Bleakley, et al (2010) efectuaram um estudo sobre a forma como as fontes de informação sexual se relacionam com as crenças dos adolescentes sobre sexo, entre 459 jovens. O objetivo era examinar a forma como as fontes de informação sexual estão associadas às crenças normativas comportamentais e de controlo dos adolescentes sobre ter relações sexuais, utilizando o modelo integrativo de mudança de comportamento. Foi utilizado o método de inquérito para recolher dados. Os resultados revelaram que as fontes mais frequentemente referidas foram os amigos (74,9%), os professores (62,2%), as mães (60,9%), os media (57,0%) e os médicos (41,5%). Os avós (13,5%) e os líderes religiosos (12,0%) foram as fontes de informação sobre sexo menos utilizadas. As análises de regressão indicaram que aprender sobre sexo com os pais, os avós e os líderes religiosos estava associado a crenças susceptíveis de adiar a relação sexual; os amigos, os primos e os meios de comunicação social estavam associados a crenças que aumentam a probabilidade de ter relações sexuais.

2.2.1 Saúde reprodutiva dos adolescentes

Kulkarni e Durge (2009) realizaram um estudo para determinar a prevalência de morbilidades relacionadas com a saúde reprodutiva entre raparigas adolescentes solteiras e o comportamento em matéria de cuidados de saúde durante o período de doença reprodutiva em Nagpur, de junho de 2009 a fevereiro de 2010. Foi realizado um estudo transversal de base comunitária numa área de prática de campo de um bairro de lata urbano no âmbito do centro de formação em saúde urbana, Departamento de Medicina Comunitária, Instituto de Ciências Médicas NKP Salve, Nagpur. De entre cinco bairros de lata, um foi selecionado por amostragem aleatória simples. Todas as raparigas solteiras com idades compreendidas entre os 10 e os 19 anos foram incluídas no estudo (n=224). A informação relativa às morbilidades reprodutivas foi recolhida num formulário pré-concebido e pré-testado. Das 224 raparigas, 146 (65,18%) tinham uma ou mais morbilidades reprodutivas. Foi encontrada uma associação estatística significativa entre a idade das raparigas e a morbilidade, bem como entre a educação das raparigas e a morbilidade reprodutiva. 33,6% das raparigas procuraram cuidados de saúde, 62,3% das raparigas permaneceram em silêncio sem procurar cuidados de saúde e 96,7% das raparigas referiram "não necessitar de tratamento" como motivo para não procurarem cuidados de saúde. Verificou-se uma elevada prevalência de morbilidades relacionadas com a saúde reprodutiva entre as raparigas adolescentes, mas o comportamento de procura de cuidados de saúde foi muito baixo.

Jimmy Gamma (2009) efectuou um estudo sobre "An assessment of the capacity of facility-based, youth-friendly reproductive health services to promote sexual and reproductive health among unmarried adolescents: Evidence from rural Malawi".

O estudo utilizou uma epistemologia construcionista social e uma teoria do interacionismo social para compreender a capacidade dos serviços de saúde reprodutiva amigos dos jovens (YFRHS) na promoção da saúde sexual e reprodutiva dos adolescentes (ASRH) na zona rural do Malawi. Os dados qualitativos e quantitativos foram recolhidos utilizando um desenho exploratório sequencial, entrevistas semi-estruturadas em profundidade, observações dos participantes, entrevistas à saída dos clientes, inquérito, discussão em grupo de foco e análise de documentos/registos estratégicos de saúde e de utilização de serviços. Foram utilizadas técnicas de amostragem múltipla, uma vez que foram utilizados métodos quantitativos e qualitativos. Os resultados foram obtidos através da triangulação de dados qualitativos e quantitativos. As conclusões do estudo revelaram que as normas sociais relacionadas com as identidades sociais influenciam os comportamentos sexuais dos adolescentes e a promoção da ASRH. A tese conclui que a forma como o YFRHS baseado nas instalações é implementado tem um impacto limitado na promoção da SSR entre adolescentes solteiros nas zonas rurais do Malawi. O estudo recomenda que as intervenções adequadas de promoção da saúde devem basear-se na consciencialização; as teorias de capacitação orientada devem ser dirigidas aos adolescentes; a comunidade e os profissionais de saúde devem ser utilizados na promoção da SSR em sociedades com forte influência cultural nos comportamentos sexuais.

Nidhi Kotwal, Neelima Gupta e Rashi Gupta (2008) realizaram um estudo sobre "Awareness of reproductive health among rural adolescent girls" (Sensibilização para a saúde reprodutiva entre raparigas adolescentes rurais). Trata-se de um estudo comparativo entre raparigas que frequentam a escola e raparigas que abandonam a escola em Jammu. A amostra era constituída por

100 raparigas adolescentes rurais na faixa etária dos 12-17 anos. Os dados foram recolhidos através de um guião de entrevista, que incluía questões relacionadas com a saúde reprodutiva, a anatomia reprodutiva, a gravidez na adolescência, o aborto inseguro e os conhecimentos sobre as DST/HIV/SIDA. Os dados classificados foram codificados, tabulados e analisados através de um teste estatístico adequado (teste t).

Os resultados do estudo revelaram que a maioria das raparigas que frequentam a escola e as que abandonaram a escola obtiveram bons resultados na identificação do sistema reprodutor. As áreas em que ambas as categorias de raparigas obtiveram uma pontuação baixa foram: órgãos reprodutores femininos, idade concebível e idade reprodutiva dos homens, aborto inseguro, aborto legal e ilegal e seus efeitos nocivos, sintomas clínicos e sintomas biológicos da SIDA e a relação entre VIH/SIDA/DST. Os conhecimentos sobre a gravidez na adolescência e o modo de gravidez eram mais baixos nas raparigas que frequentavam a escola do que nas raparigas que abandonaram a escola. A diferença no nível de conhecimentos sobre o sistema reprodutor, a gravidez na adolescência, o VIH/SIDA/DST nos dois grupos foi insignificante, mas o nível de conhecimentos relacionados com o modo de gravidez e a SIDA/VIH em ambos os contextos foi significativo. Os resultados do estudo revelaram que as raparigas que abandonaram a escola tinham mais informação científica do que as raparigas que frequentavam a escola. Isto deveu-se ao facto de os professores hesitarem em discutir estes temas na escola. Conclui-se, portanto, que é necessário fornecer informação correta aos adolescentes.

Rao et al (2008) realizaram um estudo sobre "Effectiveness of reproductive health education among rural adolescent girls: Este estudo foi realizado para avaliar os conhecimentos das raparigas adolescentes sobre menstruação, gravidez e contraceção, de modo a conceber, desenvolver e implementar um programa de educação para a saúde destinado a raparigas adolescentes e estudar o efeito de um programa de educação para a saúde em termos de melhoria dos conhecimentos.

O objetivo do estudo era determinar a eficácia de um programa de intervenção educativa sobre o conhecimento da saúde reprodutiva entre as raparigas adolescentes. O cenário e a conceção utilizados foram um estudo de intervenção educativa realizado durante um ano. Foram selecionadas aleatoriamente 791 raparigas rurais do grupo etário 16-19 anos de aldeias costeiras do distrito de Udupi, Karnataka. A metodologia utilizada foi a seguinte: as raparigas adolescentes foram informadas sobre

saúde reprodutiva e os seus níveis de consciencialização foram avaliados imediatamente após a intervenção. Os dados foram tabulados e analisados utilizando o SPSS versão 11.0 para Windows. Os resultados foram descritos em termos de proporções e percentagens. O teste do qui-quadrado foi utilizado para testar o efeito da intervenção. Os resultados mostraram um aumento significativo nos conhecimentos gerais após a intervenção (de 14,4 para 68%, $P < 0,01$) relativamente à contraceção. O conhecimento sobre ovulação, primeiro sinal de gravidez e fertilização melhorou em 37,2% (IC 95% = (35,2, 39,2), $P < 0,001$). Os conhecimentos sobre a importância da dieta durante a gravidez melhoraram de 66 para 95% após a intervenção. A conclusão deste estudo mostrou claramente que um programa de intervenção educacional pode provocar uma mudança desejável nos conhecimentos das raparigas adolescentes sobre saúde reprodutiva.

Vários estudos demonstraram a eficácia das intervenções para aumentar os conhecimentos sobre saúde reprodutiva. Outros estudos realizados na Índia revelaram que as raparigas têm poucos conhecimentos sobre contraceção. Este estudo também apresenta a mesma conclusão. Os resultados deste estudo sugerem que a educação para a saúde pode melhorar os conhecimentos das raparigas adolescentes sobre saúde reprodutiva. Foi recomendado que se dê a devida importância a estes programas educativos para salvaguardar a saúde das raparigas adolescentes.

Vathsala Sadan (2008) realizou um estudo sobre a "Eficácia do programa de educação para a vida familiar dos adolescentes (AFLE) nos conhecimentos, atitudes e práticas das raparigas adolescentes numa comunidade rural, Vellore, Tamilnadu, Índia.

Este estudo experimental com dois grupos de pré-teste e pós-teste foi selecionado para determinar a eficácia do programa de educação para a vida familiar na adolescência. Foi medido o efeito do programa AFLE (variável independente) nos conhecimentos, atitudes e práticas das raparigas adolescentes relacionados com a vida familiar (variável dependente). Os dados foram recolhidos com um instrumento específico da cultura, que foi desenvolvido para garantir uma maior validade e fiabilidade.

Os resultados do estudo revelaram que os conhecimentos das raparigas adolescentes sobre os aspectos selecionados da vida familiar eram inadequados na maioria delas durante o pré-teste e o pós-teste no grupo de controlo. A atitude global das adolescentes em relação à vida familiar, no pré-teste e no pós-teste, foi considerada moderadamente favorável na maioria das adolescentes do grupo de controlo e do grupo experimental. Verificou-se uma correlação positiva entre o conhecimento e a atitude das raparigas adolescentes em relação à vida familiar durante o pré-teste, que foi altamente significativa (p<0,01). Os sujeitos do estudo que não receberam informação sobre a menarca expressaram que precisam de informação sobre a menarca antes de atingirem a puberdade, pois sentiram medo e ansiedade com a sua primeira menstruação. Assim, este estudo também mostra a necessidade de educação sobre saúde reprodutiva para as raparigas adolescentes, para que estejam melhor preparadas para enfrentar os desafios e possam fazer escolhas saudáveis.

Salwa Tawflik Abd Al Azeem et al (2011) efectuaram um estudo sobre a "promoção do conhecimento e da atitude em relação aos cuidados pré-matrimoniais; um estudo de intervenção entre estudantes de medicina da Universidade de Fayoum". O objetivo deste estudo era avaliar e melhorar o conhecimento e a atitude de 200 estudantes de medicina da Universidade de Fayoum em relação aos serviços de cuidados pré-maritais, através de um programa de intervenção de educação para a saúde. Os estudantes envolvidos foram entrevistados através de questionários fechados que foram distribuídos duas vezes, imediatamente antes da intervenção e depois de dois meses. Foi utilizado um sistema de pontuação especial. A pontuação total de conhecimentos mostrou uma melhoria significativa de 62,44 ± 4,98 para 69,37 ± 3,43, especialmente no que diz respeito à saúde reprodutiva, aos conteúdos do aconselhamento pré-matrimonial e ao seu papel na prevenção de muitas doenças.

Os resultados reflectem a importância da educação para a saúde como elemento fundamental para melhorar os conhecimentos e a atitude em relação aos cuidados pré-matrimoniais. São necessários programas contínuos de educação para a saúde destinados aos estudantes para aumentar a sua consciencialização e atitude.

Os estudos efectuados no estrangeiro revelam o seguinte: Carter, da Universidade de Radford, e Spear (2002) realizaram um estudo sobre conhecimentos, atitudes e comportamentos relacionados com a gravidez numa população rural do Sul dos Estados Unidos. Embora as tendências recentes indiquem que as taxas de gravidez e natalidade na adolescência estão a diminuir, os Estados Unidos continuam a ter uma das taxas mais elevadas de gravidez e natalidade na adolescência entre as nações industrializadas ocidentais. O objetivo deste estudo foi identificar os conhecimentos, as atitudes e os comportamentos de uma população adolescente rural no que se refere à prevenção e intenção de engravidar. A amostra do estudo era constituída por 52 rapazes e raparigas que se consideravam estar nos níveis médio ou superior da sua turma do 9th ano e que eram

predominantemente universitários e bastante activos em actividades extracurriculares. Muitas vezes, grupos com caraterísticas demográficas semelhantes não são vistos como estando em risco de gravidez e de relações sexuais precoces, mas os resultados sugerem o contrário. Muitas raparigas eram sexualmente activas, várias já tinham tido uma gravidez e algumas corriam o risco de uma gravidez intencional. Os programas baseados nas escolas e centrados nos pares são estratégias de intervenção prometedoras em resposta às atitudes identificadas e às fontes de informação comunicadas relacionadas com a gravidez e a prevenção da gravidez.

Mais de um terço das raparigas tinha tido pelo menos uma relação sexual. A idade de 13 ou 14 anos foi a idade mais comum para a primeira relação sexual das raparigas, embora algumas fossem mais jovens do que isso na primeira relação. Os rapazes tendem a ser ligeiramente mais velhos. O consumo de substâncias esteve envolvido nas relações sexuais de algumas raparigas. O uso de contraceptivos foi inconsistente e ambos os rapazes sexualmente activos negaram o uso de preservativo. Os conhecimentos sobre a prevenção da gravidez eram modestos, apesar do facto de estes estudantes terem completado as componentes de sexualidade humana do currículo de vida familiar nesta altura. Estudos futuros devem explorar formas de obter o consentimento dos pais e a participação dos alunos numa amostra transversal mais representativa do corpo discente.

As atitudes relacionadas com a gravidez e a prevenção da gravidez realçaram o valor prometedor das intervenções baseadas na escola e centradas nos pares. A maioria dos adolescentes considerou que a não utilização de contraceptivos não estava relacionada com a intenção de engravidar, e a maioria concordou com a disponibilidade de contraceptivos através de clínicas escolares. A escola parece ser o principal meio de obtenção de conhecimentos sobre a SIDA-HIV. O estudo mostra também que os inquiridos consideram que o seu comportamento sexual é sobretudo influenciado pelos pares. Por conseguinte, a educação sexual tem de ser ministrada nas escolas secundárias e nos estabelecimentos de ensino secundário superior.

2.2.2 Problemas de saúde reprodutiva dos adultos indianos

Nair et al (2013) efectuaram um estudo sobre ARSH: 1(Adolescent Reproductive Sexual Health): Problemas de saúde reprodutiva e sexual de adolescentes e jovens adultos: um inquérito comunitário transversal sobre conhecimentos, atitudes e práticas. O objetivo do estudo era compreender os problemas enfrentados e as dificuldades em termos de conhecimentos, atitudes e práticas dos jovens do grupo etário dos 10 aos 24 anos sobre questões de saúde reprodutiva e sexual e obter as suas sugestões relativamente aos serviços de cuidados para adolescentes. Utilizando os métodos de inquérito comunitário transversal, os dados foram recolhidos em três distritos de Kerala junto de adolescentes e jovens adultos dos 10 aos 24 anos, utilizando uma técnica de proporção da população em relação à dimensão da amostra. Os resultados revelaram que os problemas dos jovens são, por ordem decrescente, a toxicodependência na família, os problemas financeiros, o fraco desempenho académico, a divergência de opiniões, as doenças pessoais/familiares, os problemas mentais, a falta de talento, os pais rigorosos, a dificuldade em conviver, o fracasso amoroso, a família desfeita, a solidão e os problemas na escola/no escritório. medida que a idade avança, uma percentagem mais elevada de rapazes (43,4%) e raparigas (61,7%) discutem entre si questões de saúde sexual reprodutiva. Verificou-se uma diferença estatisticamente significativa nas práticas de higiene pessoal, como mudar os guardanapos/panos mais do que uma vez por dia (94,3%), limpar os órgãos genitais com sabão todos os dias (71,7%), lavar-se depois de urinar (69,2%), lavar-se da frente para trás depois de defecar (62,2%) e lavar as mãos com sabão depois de defecar

(73,2%) entre os grupos etários dos 10-14, 15-19 e 20-24 anos, com percentagens mais elevadas nos grupos mais velhos. A fim de tornar o serviço mais útil, a maioria dos participantes do grupo mais velho sugeriu que se desse informação sobre os serviços para adolescentes aos pais, aos adolescentes e à sociedade em geral, criando uma melhor aceitação social e mantendo a confidencialidade na prestação de serviços. Este estudo revelou uma inadequação geral dos conhecimentos sobre saúde reprodutiva em todos os grupos etários, mas um aumento dos conhecimentos adquiridos e melhores atitudes e práticas em matéria de saúde reprodutiva e sexual à medida que a idade aumenta. As sugestões feitas pelo grupo relativamente à necessidade de ARSH e de serviços de aconselhamento com privacidade e confidencialidade asseguradas são úteis para o planeamento de serviços ARSH no âmbito da Missão Nacional de Saúde Rural.

Dhital et al (2005) efectuaram um estudo para determinar a "Eficácia de um programa de ensino estruturado para melhorar os conhecimentos e a atitude dos adolescentes em idade escolar sobre saúde reprodutiva". Foi realizado um estudo experimental com um desenho de grupo de controlo pré-teste e pós-teste em quatro escolas selecionadas da cidade conhecida como Dharan, no distrito de Sunsari, no Nepal, com cenários semelhantes. Foi utilizada a técnica de amostragem por conveniência. Foi incluído no estudo um total de 200 alunos adolescentes. Todos os sujeitos foram divididos em dois grupos: experimental e de controlo, cada um composto por dois subgrupos de 50 rapazes e 50 raparigas. Foi utilizado como instrumento um programa de ensino estruturado que consistia em informações sobre o sistema reprodutor humano, nomeadamente o crescimento e o desenvolvimento sexual durante a puberdade e o comportamento sexual responsável

de intervenção no grupo experimental. A mesma informação foi fornecida ao grupo de controlo através do método convencional, sem a utilização de um programa de ensino estruturado. A medição dos resultados foi efectuada através de questionários pré-teste e pós-teste.

Conclusões do estudo: o valor médio (± DP) do pré-teste do grupo experimental sobre conhecimentos em saúde reprodutiva foi de 39,83 (±16,89) e do grupo de controlo foi de 39,47 (±12,60). Os valores do grupo experimental após a administração do programa de ensino estruturado (84,60 ±10,60) e do grupo de controlo no método de ensino convencional (43,93±10,08) foram estatisticamente significativos ($p<0,001$). Da mesma forma, os resultados do pós-teste relativos aos conhecimentos dos grupos sobre comportamento sexual responsável e à sua atitude em relação à saúde reprodutiva foram melhores no grupo experimental do que no grupo de controlo ($p<0,001$). O conhecimento sobre saúde reprodutiva e comportamento sexual responsável entre os adolescentes que frequentam a escola é inadequado. Este estudo mostra que é importante tomar medidas adequadas para melhorar o conhecimento e a atitude dos adolescentes sobre a saúde reprodutiva e o comportamento sexual responsável para evitar muitos problemas de saúde graves.

Parwej Saroj et al (2005) PGIMER, Chandigarrh, Índia, realizaram um estudo para medir a eficácia de um pacote de educação para a saúde reprodutiva na melhoria dos conhecimentos das raparigas adolescentes com idades compreendidas entre os 15 e os 19 anos. Um pacote de educação em matéria de saúde reprodutiva desenvolvido em consulta com os pais, os professores e as adolescentes foi distribuído a turmas de duas escolas secundárias de nível superior, escolhidas aleatoriamente, e uma escola secundária foi selecionada como controlo. Numa escola, uma enfermeira conduziu 15 sessões para 94 alunos em três grupos, utilizando uma abordagem educativa convencional. Noutra escola, a enfermeira conduziu sessões para um grupo selecionado de 20 adolescentes que, mais tarde, divulgaram as mensagens informalmente aos seus 84 colegas de turma (educação pelos pares), utilizando um questionário estruturado de 70 itens. Os conhecimentos de 95 adolescentes da escola convencional, 84 da escola de pares e 94 da escola de controlo foram avaliados antes e um mês após a última sessão. Para além disso, os pais e os professores das escolas também foram entrevistados para descobrir a sua atitude em relação à educação para a saúde reprodutiva dos adolescentes.

A alteração da pontuação nos grupos de intervenção e de controlo foi testada por ANOVA, considerando a idade e o estatuto socioeconómico como co-variáveis.

Os resultados do estudo revelaram que os professores, os pais e os alunos eram maioritariamente (88%, 95,5% e 93%, respetivamente) favoráveis ao programa de educação para a saúde reprodutiva. Cinco por cento dos inquiridos referiram que alguém da sua turma estava a ter relações sexuais e 13% das raparigas aprovaram as relações sexuais antes do casamento. A pontuação dos conhecimentos sobre saúde reprodutiva melhorou significativamente após a intervenção no ensino convencional (27,28) e no grupo de pares (20,77) em comparação com os controlos (3,64). As pontuações do pós-teste não foram significativamente diferentes entre o grupo de educação pelos pares e o grupo de educação convencional (93,65 e 40,52, respetivamente), embora o tempo consumido na realização da intervenção de educação pelos pares tenha sido quase um terço do tempo necessário para implementar a educação convencional. O estudo concluiu que as estratégias de educação pelos pares e de educação convencional foram eficazes para melhorar os conhecimentos sobre saúde reprodutiva das raparigas adolescentes, mas a estratégia dos pares consumiu menos tempo.

Foram aplicadas estatísticas descritivas e inferenciais para analisar os dados. Os resultados deste estudo recomendam uma informação adequada sobre saúde reprodutiva aos adolescentes para um estilo de vida saudável.

Anil Kumar e Tiwari (2003) efectuaram um estudo sobre os conhecimentos, a atitude e o comportamento em relação à sexualidade antes do casamento entre 469 jovens solteiros que viviam em dois bairros de lata da cidade (225 em Deli e 214 em Lucknow); foram avaliados através de um programa de entrevistas semi-estruturado. Observou-se que apenas 17% da população jovem tinha consciência da prática de sexo seguro e 22% tinha conhecimento prévio de que mesmo uma primeira relação sexual pode conduzir a uma gravidez. A necessidade de educação sexual para os jovens foi sentida por 46% da população estudada. As presentes conclusões indicam, portanto, que há uma necessidade urgente de programas sobre os aspectos da prática de sexo seguro dirigidos não só aos jovens destas áreas, mas também aos seus pares e pais, que poderiam orientá-los adequadamente nesta direção. Uma das fortes recomendações deste estudo é a realização de programas destinados a sensibilizar os jovens para a saúde reprodutiva/sexual, abordando a importância da pressão dos pares nessas actividades.

Angur Dhital (2001) realizou um estudo para determinar os conhecimentos e a atitude dos adolescentes que frequentam a escola relativamente à saúde reprodutiva, ao comportamento sexual, ao VIH/SIDA, às doenças sexualmente transmissíveis e à toxicodependência antes e depois de um programa de ensino estruturado, utilizando um modelo experimental (pré-teste e pós-teste com grupo de controlo). A amostra era constituída por 200 raparigas e rapazes adolescentes, 100 do grupo experimental e 100 do grupo de controlo, na faixa etária dos 15 aos 19 anos. Os dados foram recolhidos através de um questionário para avaliar os conhecimentos e para avaliar a atitude foi utilizada uma escala de Likert modificada de 0-10 pontos.

As conclusões do estudo mostraram que havia uma grande inadequação de conhecimentos em todos os aspectos da saúde reprodutiva, comportamento sexual, DST, SIDA e toxicodependência, tanto no grupo experimental como no grupo de controlo. O estudo mostrou que havia uma diferença na pontuação média do pré-teste entre os grupos. O programa de ensino estruturado revelou-se eficaz, porque se verificou uma diferença altamente significativa nos conhecimentos e atitudes dos alunos entre o grupo experimental e o grupo de controlo, medida pelo pós-teste. Verificou-se uma correlação positiva significativa entre o conhecimento e a atitude dos adolescentes.

Concluiu-se que os estudantes do ensino secundário tinham um défice de conhecimentos sobre a sexualidade humana e que o programa de educação sexual era eficaz para aumentar os conhecimentos dos estudantes do ensino secundário sobre a sexualidade humana. Por conseguinte, recomenda-se a realização de acções de educação sexual nas instituições de ensino superior.

Singh (2006) efectuou um estudo qualitativo e quantitativo integrado sobre a saúde reprodutiva das mulheres indianas em dois centros de saúde primários do norte rural da Índia. Foram entrevistadas 1205 mulheres (591 do centro de saúde experimental e 614 do centro de saúde de controlo). Foi utilizado um programa uniforme de entrevistas pré-estruturadas em todos os centros. O antropólogo efectuou também uma investigação qualitativa sobre vários aspectos da saúde reprodutiva.

Os resultados do estudo mostraram que a maior parte da informação sobre a menarca foi obtida através de amigos/familiares (72%). A idade média da menarca foi de 15 anos. A maioria das mulheres tinha fortes crenças sobre o efeito da dieta na menstruação, a idade da menarca, a data da menstruação e a quantidade de sangramento. Antes da menarca, os conhecimentos sobre a menstruação eram deficientes entre as inquiridas. Dez por cento das mulheres referiram a observância de vários comportamentos tabu relacionados com a menstruação. A reação inicial da maioria das raparigas ao primeiro episódio de hemorragia foi um sentimento de medo/apreensão. Este medo tem de ser cuidadosamente dissipado das mentes das adolescentes, para que estas desenvolvam uma perspetiva equilibrada e saudável em relação à sua futura vida reprodutiva. Assim, é necessário proporcionar às jovens uma educação saudável para a vida familiar.

2.2.3 Programas de promoção da saúde reprodutiva em Índia Políticas governamentais (UNFPA - Índia)

A Política Nacional da Juventude (2003) prevê a participação ativa dos jovens, incluindo os adolescentes, em todos os níveis de empreendimento social. Recomenda a capacitação dos jovens através da educação, nutrição, desenvolvimento de liderança e igualdade de oportunidades.

A Política Nacional de Saúde (2002) reconheceu a necessidade nutricional das raparigas adolescentes, bem como a necessidade de implementar programas de saúde escolar.

A Política Nacional de População (2000) e a Política Nacional para o Empoderamento das Mulheres (2001); ambas reconhecem os adolescentes como um grupo populacional carente e vulnerável com necessidades especiais de saúde sexual e reprodutiva.

A política nacional de prevenção e controlo da SIDA (2000) reconhece as crianças da rua e os trabalhadores do sexo como grupos vulneráveis e recomenda a inclusão de questões relacionadas com o VIH/SIDA na educação da população.

A Política Nacional de Educação (1986, modificada em 1992) tem como objetivo igualar as oportunidades de educação no grupo etário dos 15-35 anos, implementar o ensino básico gratuito e obrigatório para todas as crianças até aos 14 anos e transmitir a alfabetização funcional aos adultos analfabetos. Reconhece o papel dos adolescentes na estabilização da população e na parentalidade.

Programa de educação para a adolescência e desenvolvimento de competências de vida pela NACO

Em colaboração com organizações não-governamentais, todos os governos estaduais foram instados a atender às necessidades especiais dos adolescentes e a estabelecer programas adequados para responder a essas necessidades. O programa de ação 7.46 da Conferência Internacional sobre População e Desenvolvimento (CIPD) declara a todos os países que devem proteger e promover os direitos dos adolescentes à educação, informação e cuidados de saúde reprodutiva e reduzir significativamente o número de gravidezes na adolescência.

O compromisso da Índia para com os princípios e recomendações da CIPD tem vindo a ser progressivamente estabelecido desde o primeiro programa de população introduzido em 1977 e a Política Nacional de População - 2000 (NPP-2000). A política coloca a tónica nos programas para adolescentes que promovem o acesso à informação, ao aconselhamento, à educação sobre os riscos do sexo irresponsável, a idade certa para o casamento e a maternidade e a melhoria do acesso aos serviços, com especial atenção para as necessidades dos adolescentes nas zonas rurais da Índia. A política nacional de saúde de 2002, a terceira fase do programa nacional de luta contra a sida (NACP-111) e o programa de saúde reprodutiva e sexual dos adolescentes (ARSH) no âmbito do RCH-111 reflectem o compromisso incessante do governo para com as declarações internacionais no sentido de promover e proteger a saúde e o desenvolvimento dos adolescentes.

Programa de serviços de RCH (arquivo india.gov.in)

O programa de saúde reprodutiva e infantil (SIR) foi lançado a nível nacional em 1996 com o objetivo de prestar cuidados holísticos de saúde reprodutiva e infantil através da vasta rede existente do sistema de cuidados de saúde primários. O RCH abrange todos os aspectos da maternidade segura, intervenções de sobrevivência infantil, acesso a contraceptivos, gestão segura de gravidezes indesejadas, nutrição melhorada, prevenção e gestão de infecções do trato reprodutivo e de infecções sexualmente transmissíveis, disponibilidade de serviços de saúde reprodutiva para adolescentes e sensibilização educativa. A fase -1 da RCH acrescentou mais duas componentes. Uma relativa às doenças sexualmente transmissíveis (DST) e a outra relativa às infecções do aparelho reprodutor.

RCH-Phase -11: teve início em 1st de abril de 2005. O objetivo do programa é reduzir a morbilidade e a mortalidade materna e infantil, com ênfase nos cuidados de saúde nas zonas rurais.

O Janani Suraksha Yojana, em cooperação com o ASHA - Accredited Social Health Activist (ativista social de saúde acreditado), também trabalha para o bem-estar e a boa saúde das mães durante a gravidez e o parto.

Esquema de raparigas adolescentes:

Esta intervenção especial para raparigas de idades compreendidas entre os 11 e os 18 anos teve início em 1991-92 para responder às suas necessidades especiais de nutrição, educação e desenvolvimento de competências.

Plano de Ação do Estado para a Criança do sexo feminino:

Os governos estaduais devem formular planos de ação estaduais para a criança do sexo feminino, adequados às condições prevalecentes nos respectivos estados.

MAMTA:

O Instituto de Saúde para a Mãe e a Criança, em Nova Deli, envidou esforços significativos para promover a causa da saúde dos adolescentes.

Sociedade para a Elevação Social através da Ação Rural (SUTRA):

Esta organização está sediada na região montanhosa de Himachal Pradesh e realiza regularmente programas de formação. As actividades são orientadas para uma ampla compreensão da saúde reprodutiva.

Pathfinder/ Índia:

O programa de saúde para adolescentes da Pathfinder trabalha em parceria com ONG indianas, centrando-se inicialmente no fornecimento de informação, educação, aconselhamento e serviços de saúde reprodutiva para adolescentes.

Federação de Planeamento Familiar:

Esta iniciativa promoveu quatro grandes projectos com a ajuda de ONG locais.

1. Melhoria da saúde reprodutiva de mulheres e homens jovens: o objetivo do projeto é melhorar a vida dos adolescentes e dos jovens através da prestação de serviços de contraceção e de educação sexual em 20 aldeias rurais de um distrito de Bengala Ocidental, em colaboração com ONG locais.

2. Couple to Couple: improving of Reproductive Health of young couples in Rural India (De casal para casal: melhoria da saúde reprodutiva de jovens casais na Índia rural).

3. Melhorar a saúde reprodutiva dos adolescentes e dos jovens, localizado no estado de Jharkhand, o projeto visa aumentar os conhecimentos e a compreensão dos jovens sobre a sexualidade e a saúde reprodutiva.

4. Saúde reprodutiva através da advocacia e dos serviços:

5. O projeto faz parte de um programa mais vasto destinado a melhorar a saúde reprodutiva e os direitos dos adolescentes e dos jovens nos estados indianos de Bihar e Bengala Ocidental.

2.3 Competências para a vida

As competências de vida foram definidas pela OMS (1999) como capacidades de comportamento positivo e adaptativo que permitem aos indivíduos lidar eficazmente com as exigências e os desafios da vida quotidiana. A adolescência é um período de transição da infância para a idade adulta. Muitos adolescentes sentem ansiedade, confusão e dificuldades na sua preparação para a vida adulta. As competências de vida permitem aos indivíduos traduzir conhecimentos, atitudes e valores em capacidades efectivas, ou seja, o que fazer e como fazer. As competências para a vida ajudam os indivíduos a comportarem-se de forma saudável.

Segundo a organização Advocates for youth, as competências para a vida são comportamentos que permitem aos indivíduos adaptarem-se e lidarem eficazmente com as exigências e os desafios da vida. Existem muitas dessas competências, mas as competências essenciais incluem a capacidade de:

Tomar decisões, resolver problemas e pensar de forma crítica e criativa

Esclarecer e analisar valores

Comunicar, incluindo ouvir, criar empatia, ser assertivo e negociar

Lidar com as emoções e o stress

Sentir empatia pelos outros e ter consciência de si próprio.

Hamburg (1990) definiu a formação em competências para a vida como o ensino das competências necessárias para sobreviver, viver com os outros e ser bem sucedido numa sociedade complexa.

Nelson - Jones (1993) afirma que as competências para a vida são sequências pessoalmente responsáveis de escolhas de autoajuda em áreas específicas de competências psicológicas conducentes ao bem-estar mental

A OMS define as competências para a vida como comportamentos que permitem aos indivíduos adaptarem-se e lidarem eficazmente com as oportunidades e os desafios da vida. De acordo com a OMS, as dez competências essenciais para a vida incluem a tomada de decisões, a resolução de problemas, o pensamento crítico, o pensamento criativo, a comunicação eficaz, o relacionamento interpessoal, a autoconsciência, a empatia, a gestão das emoções e a gestão do stress.

A tomada de decisões ajuda-nos a lidar de forma construtiva com as decisões relativas à nossa vida. Se os jovens não tomarem as decisões corretas, isso pode ter consequências para a saúde.

A resolução de problemas permite-nos lidar de forma construtiva com os problemas da nossa vida. Os problemas significativos que não são resolvidos podem causar stress mental e tensão física.

O pensamento crítico é a capacidade de analisar informações e experiências de forma objetiva. Pode contribuir para a saúde, ajudando-nos a reconhecer e a avaliar os factores que influenciam as atitudes e os comportamentos, tais como os valores, a pressão dos pares e os meios de comunicação social.

O pensamento criativo contribui para a tomada de decisões e para a resolução de problemas, permitindo-nos encontrar novos caminhos. Pode ajudar-nos a reagir de forma adaptativa e a ajustarmo-nos às situações da nossa vida quotidiana.

Uma comunicação eficaz significa que somos capazes de nos exprimir, tanto verbalmente como não verbalmente, de formas adequadas às nossas culturas e situações. Isto significa ser capaz de exprimir opiniões e desejos, mas também necessidades e receios.

As competências de **relacionamento interpessoal** ajudam-nos a relacionarmo-nos de forma positiva com as pessoas com quem interagimos. Isto pode significar ser capaz de estabelecer e manter relações amigáveis, o que pode ser de grande importância para o nosso bem-estar mental e social.

A autoconsciência inclui o reconhecimento de nós próprios, do nosso carácter, dos nossos pontos fortes e fracos, desejos e aversões. Desenvolver a autoconsciência pode ajudar-nos a reconhecer quando estamos stressados ou nos sentimos sob pressão.

A empatia é a capacidade de imaginar como é a vida de outra pessoa, mesmo numa situação com a qual não estamos familiarizados. A empatia pode ajudar-nos a compreender e a aceitar os outros que podem ser muito diferentes de nós, o que pode melhorar as interações sociais. Pode também ajudar-nos a encorajar um comportamento carinhoso para com as pessoas que precisam de cuidados e assistência.

Lidar com as emoções implica reconhecer as emoções em nós e nos outros, estar consciente da forma como as emoções influenciam o comportamento e ser capaz de responder às emoções de forma adequada.

Enfrentar o stress é reconhecer as fontes de stress nas nossas vidas, reconhecer como isso nos afecta e agir de forma a ajudar a controlar os nossos níveis de stress.

Para a descrição de cada competência para a vida, baseio-me na seguinte fonte OMS/MNH/PSF/ 93.7A.Rev.2

O investigador teve principalmente em conta estes factores na preparação do questionário e do manual RHLSE.

As competências para a vida incluem as competências psicossociais e as competências interpessoais que ajudam as pessoas a viver a sua vida de forma saudável e produtiva. Essencialmente, existem dois tipos de competências: as relacionadas com o pensamento, designadas por competências de raciocínio, e as relacionadas com a relação com os outros, designadas por competências sociais. Enquanto as competências de pensamento estão relacionadas com a reflexão a nível pessoal, as competências sociais incluem competências interpessoais e não dependem do pensamento lógico. É a combinação destes dois tipos de competências que é necessária para alcançar um comportamento assertivo e negociar eficazmente. A emoção pode ser entendida como uma competência não só para tomar decisões racionais, mas também para conseguir que os outros concordem com o nosso ponto de vista. Para o fazer, é importante começar por se entender a si próprio. Assim, a autogestão é uma competência importante que inclui gerir/contrair sentimentos, emoções, stress e resistir à pressão dos pares e da família. Os jovens, enquanto defensores, necessitam de competências sociais e de raciocínio para chegarem a um consenso e defenderem os seus pontos de vista sobre questões preocupantes.

A UNICEF efectuou uma análise do programa educativo. Verificou-se que as abordagens utilizadas têm sido eficazes na educação dos jovens sobre questões relacionadas com a saúde, tais como o consumo de álcool e de drogas, a nutrição, a prevenção da gravidez e a prevenção do VIH/SIDA e das infecções sexualmente transmissíveis (IST) (defensores dos jovens).

2.3.1 Necessidade de educação sobre competências de vida para os adolescentes

Descobrimos que o comportamento nem sempre segue a mente. É quando acontecem incidentes do tipo "eu sei, mas não consigo evitar". O que precisamos é da capacidade de agir de forma responsável. As competências para a vida permitem-nos traduzir conhecimentos, atitudes e valores em capacidades reais. Os muitos factores que promovem comportamentos de alto risco, como o alcoolismo, a toxicodependência e as relações casuais ou o tédio, a rebeldia, a desorientação, a pressão dos pares e a curiosidade. Os factores psicológicos de impulso, como a incapacidade de lidar com a dor emocional, os conflitos, as frustrações e as ansiedades em relação ao futuro, são muitas vezes a força motriz dos comportamentos de alto risco. A formação em competências para a vida é um instrumento eficaz para capacitar os jovens a agir de forma responsável, a tomar iniciativas e a assumir o controlo. Baseia-se no pressuposto de que, quando os jovens são capazes de ultrapassar problemas emocionais, como conflitos, relações complicadas e pressão dos pares, é menos provável que recorram a comportamentos anti-sociais ou de alto risco. As competências para a vida destinam-se ao grupo etário dos 10 aos 19 anos, uma vez que os jovens desta idade parecem ser mais vulneráveis a comportamentos relacionados com problemas de saúde. Muitos estudos mostram que o ensino de competências para a vida ajudou os adolescentes a melhorar a sua capacidade de lidar com a vida

Bharath srikala e Kishore (2010) efectuaram um estudo sobre a capacitação da adolescência com a educação em competências para a vida nas escolas-programa de saúde mental escolar: funciona, entre adolescentes de duas escolas secundárias, utilizando a educação em competências para a vida (LSE). O objetivo do estudo era avaliar o impacto do programa de educação em competências para a vida (modelo LSE-programa-NIMHANS), avaliando a diferença entre os adolescentes que frequentavam o programa de educação em competências para a vida e os que não frequentavam o programa. O impacto foi avaliado no final de um ano em 605 adolescentes de duas escolas secundárias, em comparação com 423 adolescentes de escolas vizinhas que participavam no programa, em termos de idade, sexo e estatuto socioeconómico. 605 estudantes foram considerados como grupo de amostra e 423 estudantes foram avaliados como controlos. Este grupo não participou no programa Life Skills Education (LSE).

Os resultados revelaram que os adolescentes do programa tinham uma autoestima significativamente melhor *(p=0*,0002), perceção de enfrentamento adequado (p=0,000), melhor ajustamento em geral *(p=0*,000), especificamente com os professores (p=0,000), na escola (p=,001), e comportamento pró-social (p=0,001). Não houve diferença entre os dois grupos na psicopatologia (p-e ajustamento em casa e com os colegas (p=0,088 e 0,921). Os professores-educadores de competências para a vida de 100 professores selecionados aleatoriamente também se aperceberam de mudanças positivas nos alunos, no programa, no comportamento e na interação na sala de aula. A LSE integrada no programa de saúde mental, utilizando os recursos disponíveis das escolas e dos professores, é considerada uma forma eficaz de capacitar os adolescentes.

Disha Chhadva (2013) realizou um estudo para determinar a eficácia do ensino de competências para a vida ministrado a adolescentes que frequentam a escola. A amostra foi constituída por 400 alunos selecionados em diferentes escolas da cidade de Baroda. Dos 400 alunos, 200 adolescentes pertenciam a escolas que ofereciam formação em competências para a vida e 200 adolescentes pertenciam a escolas que não ofereciam qualquer formação. Os alunos tinham idades compreendidas entre os 14 e os 16 anos. Foi elaborado um questionário utilizando 3 testes de competências para a vida, nomeadamente o teste de Walker e Hannor (2009), o teste 39 (LSP-39) de Rosen, A, e outros, e o teste de estado do inventário de estado e ansiedade STAI de Spielberger, C.D e outros. O questionário preparado foi entregue a todos os 400 alunos e foram calculados os dados individuais de todas as dimensões para todos os alunos. Os dados foram analisados utilizando o SPSS. Os resultados revelaram que, para o teste um, a pontuação média foi de 21,8 para o grupo de competências de vida e de 19,34 para o grupo de não competências de vida. O desvio-padrão foi de 4,290 e 4,340, respetivamente. Isto revela uma diferença significativa entre os desempenhos dos dois grupos. Para o teste 2, foram consideradas várias dimensões. Foi observada uma diferença significativa em ambos os grupos. No teste 3, que consistia no inventário de ansiedade, o grupo com competências de vida obteve 34,91 pontos no nível de ansiedade de estado, ao passo que o grupo sem competências de vida obteve 35,81 pontos na média. As pontuações do desvio padrão para o grupo de competências de vida foram 6,671, enquanto as do grupo de não competências de vida foram 5,102. Estas pontuações de desvio-padrão indicam um estado de ansiedade mais elevado no grupo das competências de vida do que no grupo das competências não relacionadas com a vida. Não se observou qualquer diferença significativa entre os desempenhos dos dois grupos. Assim, a educação em matéria de competências para a vida é necessária para todos os estudantes, especialmente para os adolescentes, para os ajudar a lidar eficazmente com os problemas e desafios da vida.

Sreehari e Radhakrishnan (2015) efectuaram um estudo sobre adolescentes entre os 13 e os 18 anos de idade, para avaliar os seus níveis de competências para a vida. Os objectivos do estudo consistiam em descobrir se os adolescentes diferiam em função do seu sexo e do seu grupo etário. Foi selecionada uma amostra de 971 adolescentes que frequentam a escola (homens=484, mulheres=487) utilizando o procedimento de amostragem aleatória sistemática de cinco escolas de uma localidade escolhida aleatoriamente em Kerala. Os dados foram recolhidos utilizando a Escala de Avaliação (LSAS) desenvolvida por Nair et.al. Trata-se de um questionário normalizado com uma fiabilidade de 0,84 e uma validade de 89%. Tem itens positivos e negativos. A escala mede 10 dimensões das competências para a vida.

Foi realizado um teste t de amostras independentes para comparar a pontuação entre rapazes e raparigas. Os resultados mostraram que a pontuação média não difere entre rapazes (M=328,23, DP=25,156, n=484) e raparigas (M=331,68, DP=29,119, n=487). Por conseguinte, é evidente que as pontuações não diferem em função do género (t=.048, df=969). No entanto, quando as pontuações médias dos rapazes e das raparigas foram comparadas, verificou-se que as raparigas têm comparativamente mais do que os rapazes. Os resultados sugerem que o género tem um efeito nas competências para a vida. Não se registaram diferenças estatisticamente significativas entre os grupos etários, conforme determinado pela ANOVA unidirecional (F (2, 968) = 2,964, p = 0,052). Os resultados sugerem que a idade tem de facto um efeito nas competências para a vida. Sabe-se que os adolescentes com baixos níveis de competências de vida desenvolvem comportamentos de alto risco que podem conduzir a problemas de saúde duradouros e a consequências sociais. Muitos países em todo o mundo introduziram a educação para as competências de vida no currículo escolar ou para adolescentes em situações especiais.

Parvathy , Renjit Pillai (2015) efectuaram um estudo para analisar os conhecimentos dos adolescentes e o impacto da formação em competências para a vida no seu nível de conhecimentos. O estudo foi efectuado no taluk de Karunagapally, em Kerala. Para analisar o impacto da formação em competências para a vida, adaptou-se um modelo de estudo experimental pré-pós com um grupo de controlo. Foram incluídos no estudo rapazes e raparigas adolescentes de 14-18 anos de uma escola rural. Foram selecionados aleatoriamente 57 alunos, que foram divididos em dois grupos: o grupo experimental (30) e o grupo de experiência tardia (27). O módulo de formação em competências para a vida, preparado para o estudo pelos investigadores, foi administrado ao grupo um, enquanto o grupo dois não recebeu qualquer formação. Foram recolhidos dados prévios e posteriores de ambos os grupos e, após a recolha dos dados, o grupo dois também recebeu formação sobre competências para a vida por razões éticas. O estudo revelou que

impacto da formação em Educação nos adolescentes. O nível de conhecimento de todas as 10 competências melhorou com o programa de formação em educação.

2.3.2 Programas de ensino de competências para a vida na Índia/no estrangeiro

Iniciativa de programas de competências para a vida na Índia - diferentes modelos:

Programa de enriquecimento para estudantes:

O início do programa de competências para a vida começou na unidade de saúde mental da comunidade do NIMHANS, sob a orientação de Parthasarathy, que desenvolveu um "programa de enriquecimento de estudantes" para os adolescentes rurais. Neste programa, os alunos de uma escola secundária rural receberam orientação ao longo de 25 sessões sobre várias questões relacionadas com competências académicas, de saúde, de saúde mental positiva e de relacionamento saudável. Os temas abordados no âmbito do programa foram: métodos de estudo eficazes, preparação para os exames, razões para chumbar nos exames, cuidados com a saúde, princípios de saúde mental, compreensão de si próprio e dos outros, relação interpessoal, relação aluno-professor e planeamento para o futuro.

O Programa de Promoção da Saúde Integral - Educação em competências para a vida:

O Departamento de Psiquiatria do NIMHANS de Bangalore desenvolveu um modelo em cascata de ensino de competências para a vida em colaboração com a Organização Mundial de Saúde, Gabinete da Região do Sudeste Asiático (OMS-SEARO), após uma avaliação exaustiva das necessidades e discussões em grupos de discussão com adolescentes de escolas secundárias, professores de escolas secundárias, pais, ONG, cientistas sociais, burocratas e decisores políticos que trabalham com adolescentes (Bharath, Kishore Kumar & Vranda, 2003). Os módulos foram desenvolvidos de acordo com os níveis de desenvolvimento dos adolescentes, separadamente 8th , 9.º e 10th alunos, utilizando os professores como facilitadores. O módulo abrange vários temas de desenvolvimento como a nutrição, a higiene, os estudos, as relações interpessoais, o abuso de substâncias, as questões de género, a carreira, a sexualidade e a responsabilidade social. Trata-se de um programa abrangente. Todos os temas de desenvolvimento pertinentes para os adolescentes foram abordados neste programa.

Educação em competências de vida para crianças em circunstâncias difíceis - o meu livro de trabalho

O departamento de trabalho social psiquiátrico do NIMHANS Bangalore desenvolveu um livro de trabalho educativo sobre competências para a vida destinado a crianças em circunstâncias difíceis. No âmbito deste programa, os trabalhadores comunitários de cuidados infantis implementam o programa em centros de cuidados infantis geridos por ONG em Karnataka, Tamil Nadu e Andhra Pradesh. O livro de trabalho contém informação relevante e orientação educacional para aqueles que estão envolvidos em várias actividades, tais como o abandono escolar, vida saudável, migração, fuga, casamento infantil, sexualidade, comportamento antissocial, VIH/SIDA, abuso sexual, gestão de dinheiro, manutenção de relações e discriminação de castas. Atualmente, este programa foi implementado com êxito nestes três Estados e os materiais de formação estão disponíveis em Kannada, Tamil e Telugu (Sekar, Roncalli, Manoj, Raj & Kumar, 2008).

Programa de Educação para a Adolescência:

O Programa de Educação para a Adolescência (AEP) é uma iniciativa conjunta do Ministério do Desenvolvimento dos Recursos Humanos (MHRD) e da Organização Nacional de Controlo da Sida (NACO), do Governo da Índia, para equipar todos os adolescentes (crianças entre os 10 e os 19 anos) com informações científicas, conhecimentos e competências para a vida, a fim de se protegerem da infeção pelo VIH e gerirem as suas preocupações relacionadas com a saúde reprodutiva e sexual. O AEP é um programa global que abrange todas as escolas secundárias e secundárias superiores do país. Atualmente, está a ser proposta a sua aplicação por professores nodais nas classes 9th e 11th durante um mínimo de 16 horas num ano letivo. A metodologia adaptada para o OEA é interactiva, participativa e baseada em competências para a vida. No âmbito do programa, são formados professores e educadores de pares, que, por sua vez, conduzem o programa entre a comunidade estudantil. Neste programa, os professores receberam material de referência, que foi desenvolvido pela NACO em colaboração com o Ministério do Desenvolvimento de Recursos Humanos e aprovado pelo NCERT. Este programa foi implementado em 144 409 escolas secundárias e secundárias superiores, com o objetivo de chegar a cerca de 33 milhões de estudantes no prazo de dois anos. O programa ainda está a decorrer.

Programa "Better Life Options" (BLP)

Em 1987, o Centro de Actividades para o Desenvolvimento e a População (CEDPA) iniciou um programa abrangente de desenvolvimento de competências para a vida, intitulado Better Life Options (Melhores Opções de Vida), destinado a capacitar jovens mulheres com idades compreendidas entre os 12 e os 20 anos, que não frequentam a escola, nos países em desenvolvimento. O programa presta serviços às jovens no domínio da saúde reprodutiva, das competências individuais através da educação, dos meios de subsistência através da formação profissional, da capacitação das famílias e das comunidades.

Programa de educação para a vida - no estrangeiro:

Programa de Sensibilização para Adolescentes (TOP) Estados Unidos

Desenvolvido na década de 1980, o TOP é um programa abrangente que visa promover o desenvolvimento positivo dos jovens. As metas e os objectivos do TOP são os seguintes

Promover comportamentos saudáveis, para que os jovens adultos possam atingir com sucesso os seus objectivos de vida.

Ajudar os jovens a adquirirem as competências necessárias para desenvolverem e manterem uma vida saudável e feliz.

Dar aos jovens um sentido de objetivo através de oportunidades autênticas de contribuir de forma significativa para as suas comunidades

O TOP pode ser implementado em escolas ou como parte de um programa comunitário. Os programas realizam debates em sala de aula/grupo uma ou duas vezes por semana e serviços comunitários de 20 horas por ano.

Programa de Ação contra a SIDA para as Escolas - Zimbabué

O Zimbabué lançou um programa de ação contra a SIDA para as escolas em 1991, através de uma parceria entre a UNICEF e o Ministério da Educação e Cultura do Zimbabué. Este programa centra-se na mudança de comportamentos, na informação sobre as infecções sexualmente transmissíveis, no VIH/SIDA e nas competências para a vida, a fim de permitir que os jovens tomem melhores decisões.

2.3.3 Estudos sobre a educação para as competências de vida

Palani, no seu artigo (2012) intitulado "Adolescent and youth reproductive health education and life skills education" (Educação para a saúde reprodutiva de adolescentes e jovens e educação para as competências de vida), explicou muito claramente a necessidade de ministrar educação para a saúde reprodutiva, o significado das caraterísticas da adolescência e os problemas durante a adolescência. Os objectivos da educação dos adolescentes e do raciocínio moral dos adolescentes são ajudá-los em situações de risco. Apresentou os princípios orientadores da educação para a saúde sexual dos jovens. Também ilustrou a educação dos jovens em matéria de competências para a vida, que é uma competência importante que inclui a gestão/controlo de sentimentos, emoções, stress e resistência à pressão dos pares e da família. Nos objectivos, especificou que o objetivo estabelecido pelo NCERT (1999) para os adolescentes é fornecer informação autêntica e exacta sobre questões físicas, psicológicas, socioculturais e interpessoais de saúde reprodutiva aos estudantes, de modo a desenvolver neles uma compreensão adequada do processo de crescimento. Algumas das áreas de especial atenção são: Indicar entre eles uma atitude saudável em relação ao sexo, respeito pelo sexo oposto e comportamento sexual responsável. Por conseguinte, é necessário informar os adolescentes através da educação e de uma interação adequada com eles.

Sharma (2003) realizou um estudo sobre a medição das competências de vida dos adolescentes numa escola secundária de Katmandu: uma experiência. O objetivo deste estudo era desenvolver uma escala para medir as competências de vida e avaliar os níveis de competências de vida dos adolescentes de uma escola secundária de Katmandu. Foi realizado um inquérito descritivo transversal aos adolescentes do 8º ao 10º ano de uma escola secundária pública mista, com a ajuda de questionários auto-administrados preparados em inglês e traduzidos para nepalês. Para confirmar os resultados do estudo, foram realizados debates em grupos de discussão constituídos apenas por rapazes, apenas por raparigas e por um grupo misto composto por um aluno de cada secção de cada turma.

Os resultados mostraram que, dos 347 adolescentes participantes, 176 (51%) tinham pontuações de competências de vida acima da média e foram designados como tendo um nível elevado de competências de vida e 171 (49%) tinham pontuações baixas de competências de vida. A educação das mães foi significativamente associada ao aumento do nível de competências para a vida nos adolescentes ($p=.001$). A maioria dos professores não tinha conhecimento do conceito de competências para a vida. A ligação e o apoio familiar foram outros factores importantes que influenciaram o nível de competências para a vida nos adolescentes. O estudo recomendou que os professores deveriam receber conhecimentos e competências para transmitir educação sobre competências para a vida aos adolescentes e para os habilitar a lidar com adolescentes com comportamentos de alto risco, especialmente competências de aconselhamento.

Anuradha (2014) efectuou um estudo para avaliar as competências de vida dos adolescentes. A amostra era constituída por 600 adolescentes (300 rapazes) e (300 raparigas) que frequentavam cursos intermédios em três tipos de colégios (públicos/auxiliares/privados e empresariais) em quatro cidades (Hyderabad, Vizag, Vijayawada e Tirupati) e foram selecionados através de uma amostragem aleatória estratificada em vários estádios. Foi utilizada uma escala de autoavaliação das competências para a vida (LSSRS) especialmente preparada para o efeito.

Os resultados revelaram que os adolescentes obtiveram uma pontuação moderadamente boa na escala LSSR. Observou-se uma diferença significativa entre os géneros nas pontuações médias das competências para a vida. Os rapazes obtiveram mais pontuações em competências como a tomada de decisões, a gestão das emoções e a resolução de problemas, enquanto as raparigas superaram as pontuações dos rapazes em competências de autoconsciência, pensamento crítico e empatia. Comparativamente, os estudantes de colégios de empresas excederam os outros em competências como a tomada de decisões, a comunicação eficaz, o autoconhecimento, a resolução de problemas, o pensamento crítico e as competências de relacionamento interpessoal. No que se refere ao local de residência, em comparação com os estudantes de outros locais, os estudantes de Vijayawada obtiveram melhores resultados nas competências para a vida em matéria de pensamento criativo, comunicação eficaz, resolução de problemas, empatia e capacidade de lidar com o stress. Uma vez que os estudos indicam que as competências para a vida podem ser ensinadas, salienta-se a necessidade de uma educação de base.

2.4 . Elaboração de manuais sobre saúde reprodutiva e competências para a vida

Educação

Um manual é um guia completo, passo a passo, sobre um determinado tema, destinado a formandos, facilitadores e profissionais; serve também como livro de referência para estes. Um manual sobre saúde reprodutiva e competências para a vida pode ajudar os adolescentes a dar os passos corretos na sua fase difícil da adolescência. Assegurará que os valores, conhecimentos e competências relevantes sejam transmitidos aos alunos. Os adolescentes precisam de orientação e aconselhamento corretos para fazerem escolhas saudáveis em matéria de saúde sexual e reprodutiva. Precisam de pessoas em quem possam depositar a sua confiança e obter a informação certa no momento certo. Por conseguinte, um manual sobre formação de formadores dotará os formadores dos conhecimentos e competências adequados que os poderão ajudar a orientar os adolescentes no caminho certo. Um manual sobre a saúde reprodutiva e as competências para a vida pode ser um recurso essencial para todas as pessoas que estão associadas à formação dos adolescentes. Pode fornecer aos formadores os conhecimentos necessários para trabalhar eficazmente com os adolescentes. Se o manual contiver diferentes metodologias de formação e aprendizagem, incluindo abordagens interactivas, pode tornar-se um recurso fiável através do qual se pode tirar o máximo partido dos formandos. A revisão da literatura sobre o manual RHLSE revela claramente que este pode ser um contributo importante para capacitar os adolescentes a levarem uma vida mais saudável e holística. O programa educativo RHLS pode permitir que os adolescentes exprimam os seus problemas e aumentem a sua autoconfiança e autoestima e desenvolvam a capacidade de assumir a responsabilidade pelos seus actos e de tomar decisões maduras na sua vida. Por conseguinte, a elaboração de um manual para uma determinada categoria de pessoas exige um conhecimento mais alargado das necessidades do grupo com o qual se vai lidar. Os sistemas de cuidados de saúde em quase todos os países disponibilizam este tipo de manuais para benefício das pessoas.

2.4.1 Desenvolvimento de um Manual de Educação com Base nas Necessidades

A elaboração de um manual de educação baseado nas necessidades requer um estudo detalhado das necessidades dos participantes por parte de educadores, pais, investigadores e uma interação direta com os próprios participantes. As necessidades podem ser avaliadas através de um debate com o grupo, da realização de inquéritos, da realização de grupos de reflexão, da observação dos participantes, de entrevistas com os participantes, da compreensão da sua educação, do seu contexto cultural, da sua localização, da sua mentalidade e da sua motivação. As opiniões e sugestões recolhidas devem ser classificadas e, em função da pontuação mais elevada, os temas relevantes devem ser incluídos no manual de formação. A cultura, as tradições e outras crenças das pessoas de um determinado local devem ser tidas em consideração ao selecionar os conteúdos do manual.

2.4.2 Revisão dos Manuais Educativos RHLS existentes

1. A Associação de Planeamento Familiar da Índia (FPAI) e a IPPF (Federação Internacional de Planeamento Familiar) lançaram um livro intitulado Education in Human sexuality (3rd edition): a source book for Educators (Educação em sexualidade humana (3.ª edição): um livro de referência para educadores). É da autoria de Dhun Panthaki (2014). O programa descrito neste livro destina-se a uma população jovem urbana pertencente a diferentes classes económicas e influenciada por culturas mistas e pelos meios de comunicação social globais.

O conteúdo deste livro baseia-se num programa de "Educação Sexual" desenvolvido ao longo de 47 anos. O material apresentado neste livro pode ser utilizado para fornecer educação em sexualidade humana a jovens até aos 20 anos de idade. No entanto, espera-se que o educador selecione o material adequado ao grupo etário e aos antecedentes dos jovens a quem se dirige. Dois anos após a realização do programa piloto de educação sexual, tornou-se evidente, através da avaliação e observação, que não só os alunos estavam prontos para receber a informação, como a queriam mais cedo, porque aos 15 anos já tinham adquirido muita informação sobre sexo, embora nem toda ela fosse correta. Assim, para além de muitos outros tópicos, o autor incluiu os tópicos abordados na classe XI. Reconhecendo a importância do programa de educação sexual na preparação dos adolescentes para a vida adulta, foi decidido realizar tais programas na escola. A interação constante com pessoas que trabalham na área da educação sexual para jovens na Associação de Planeamento Familiar da Índia - Educação Sexual, Aconselhamento,

Investigação, Formação e Terapia (FPAI-SECRT) ajudou a alargar a visão do autor sobre este tópico.

O manual contém 23 capítulos que abrangem a sexualidade humana, a valorização da saúde reprodutiva, a preparação para o casamento, o planeamento familiar e a contraceção, o aborto, as infecções do aparelho reprodutor, o VIH/SIDA e as infecções sexualmente transmissíveis, a população, os métodos de aplicação dos programas, os apêndices e as ilustrações pedagógicas e o índice.

Este é um livro para educadores, escrito para professores, conselheiros, trabalhadores no terreno, pais, médicos e outros.

2. Tuko Pamoja -Adolescent Reproductive Health and Life skills curriculum é a segunda edição do currículo de Saúde Reprodutiva para Adolescentes do Quénia, com contribuições de muitos autores especialistas, financiado pelo Gabinete de População da Agência dos Estados Unidos para o Desenvolvimento Internacional (USAID) e pelo Plano de Emergência do Presidente para o Alívio da SIDA (PEPFAR). Direitos de autor (2006) por Program for Appropriate Technology in Health (PATH).

Este currículo, "Tuko Pamoja" (que significa estamos juntos), pode ajudar a facilitar o diálogo entre adultos e jovens sobre questões relacionadas com a saúde reprodutiva dos adolescentes. Destina-se a professores, líderes comunitários, religiosos e de grupos de jovens, profissionais de saúde e qualquer pessoa que trabalhe com jovens. O currículo foi concebido para retardar o início da vida sexual e promover a saúde sexual e reprodutiva, abordando questões de género, saúde reprodutiva, comportamentos preventivos, infecções sexualmente transmissíveis, VIH/SIDA, abstinência, violência de género, tomada de decisões, comunicação e outras competências importantes para a vida.

Os objectivos deste currículo são os seguintes

Aumentar os conhecimentos dos adolescentes sobre saúde reprodutiva e sexualidade

Reforçar e promover atitudes e comportamentos que conduzam a uma melhor qualidade de vida dos adolescentes

Incutir nos adolescentes competências que lhes permitam ultrapassar os desafios do crescimento e tornarem-se adultos responsáveis, incluindo competências de comunicação, de tomada de decisões, de assertividade, de definição de objectivos e de resistência à pressão dos pares.

Público-alvo: este currículo destina-se a ser utilizado por raparigas e rapazes adolescentes com idades compreendidas entre os 10 e os 19 anos.

Conceção do currículo: o currículo tem trinta sessões que se centram nas competências de vida e na saúde dos adolescentes. Cada sessão descreve os objectivos de aprendizagem a atingir, os materiais necessários e as actividades a realizar. São também incluídas notas de fundo para que os facilitadores se familiarizem previamente com o tema. Foram atribuídos limites de tempo gerais para ajudar a determinar quantas actividades podem ser realizadas num determinado período de tempo. Estes limites de tempo não devem limitar a facilitação de cada atividade porque, muitas vezes, os alunos podem querer explorar as questões com maior profundidade ou, outras vezes, podem trabalhar o material mais rapidamente. Sugerimos também que os alunos tenham tempo e espaço para sintetizar todas as questões abordadas em cada sessão para desenvolver sua própria compreensão e aplicação das informações em suas vidas. O objetivo do programa é ajudar os jovens a mudar o seu comportamento e a tomar decisões saudáveis. Todos os folhetos e notas são fornecidos em cada secção de sessão.

O manual de formação da Medical Women's International Association (MWIA) sobre sexualidade na adolescência foi desenvolvido para ajudar o pessoal médico a abordar os problemas e as questões levantadas pelos adolescentes relativamente à sua sexualidade. Tem por objetivo ajudar os médicos a ensinar aos adolescentes o que é uma sexualidade saudável. Uma sexualidade saudável promove a melhoria da vida e das relações pessoais. O papel do médico não consiste apenas em educar sobre a reprodução e as infecções sexualmente transmissíveis, mas inclui também o aconselhamento sobre os aspectos positivos da saúde sexual. O Conselho de Informação e Educação Sexual dos Estados Unidos diz que a sexualidade se refere à totalidade do ser humano. Reflecte o carácter humano e a forma como as pessoas interagem umas com as outras. É um conceito multidimensional e inclui dimensões biológicas, psicológicas, sociais, culturais e éticas. As questões nas diferentes sociedades variam devido às diferenças de crenças e tradições culturais. No entanto, existem muitas semelhanças entre as necessidades dos adolescentes, independentemente do local onde vivem.

"As tendências do comportamento sexual dos adolescentes estão a mudar e os profissionais de saúde têm de estar cientes dessas tendências para poderem prestar os cuidados médicos e a educação necessários a esta população." (Feldman J, Middleman A D. Adolescent Sexuality and Sexual Behaviour. Current Opinion in Obstetrics and Gynecology 2002; 4: 489-493).

Uma das deficiências mais flagrantes em muitos países é a ausência total de serviços de saúde sexual e reprodutiva para adolescentes. Os jovens têm frequentemente dificuldade em obter informações exactas e práticas sobre questões sexuais junto dos seus pais, professores ou profissionais de saúde e são forçados a confiar em informações imprecisas ou incompletas que circulam no seu grupo de pares", declara o Secretariado da Commonwealth e o Centro Marítimo de Excelência em Saúde da Mulher. Gender Mainstreaming in HIV/AIDS: Taking a Multi- Sectoral Approach 2002:p.38

"Os adolescentes não estão a receber a informação de que necessitam na altura certa para proteger a sua saúde e evitar uma gravidez indesejada e infecções sexualmente transmissíveis. A informação incorrecta, demasiado escassa ou demasiado tardia pode ter consequências a longo prazo e pôr a vida em risco. Os nossos jovens precisam de uma fonte responsável a quem possam recorrer com confiança e segurança, e não de informações incorrectas provenientes de outros adolescentes ou dos meios de comunicação social." (Cullin V. Estudo: Os adolescentes perguntam primeiro sobre sexo, preocupam-se com a prevenção da gravidez mais tarde. Contemporary Sexuality 2003; 37(2).)

Para além das informações sobre saúde reprodutiva e sexualidade, inclui também debates de casos, casos, perguntas de verdadeiro e falso e caraterísticas dos serviços amigos dos adolescentes da Organização Mundial de Saúde.

2.4.3 Manual pedagógico para a RHLSE

No mundo eletrónico e informatizado de hoje, os recursos audiovisuais são mais adequados e relevantes para as tendências da época. A atenção, a concentração e a absorção do tema podem ser melhoradas com este método de ensino. Os vídeos com apresentação em Power Point para a educação de adolescentes em matéria de saúde reprodutiva e competências para a vida são muito eficazes.

Uma boa ilustração de imagens com breves explicações pode produzir bons resultados. Com os rápidos modos e dispositivos de comunicação, os adolescentes, na atual configuração da sociedade, mostrarão mais interesse nos manuais educativos para o programa educativo. A revisão da literatura revelou que muitos educadores e investigadores integraram este tipo de recursos. A vantagem do manual educativo é que os participantes podem visualizar diretamente e debater de acordo com o seu ritmo de tempo e de aprendizagem. Está muito de acordo com as tendências do tempo atual. No mundo digitalizado de hoje, o sistema educativo em todas as disciplinas depende muito dos meios electrónicos. Com a chegada dos computadores, a comunicação tornou-se instantânea e mais rápida. Há muitas vantagens na utilidade do manual educativo porque pode criar um grande interesse nos participantes e pode obter a máxima atenção do grupo. Não se pode pensar em fazer uma sessão, conduzir um seminário ou proferir um discurso sem uma apresentação em Power Point. Por isso, o investigador analisou uma série de PPT e documentários para incluir no manual que será o resultado deste estudo.

3.0 METODOLOGIA DE INVESTIGAÇÃO

A metodologia de investigação é uma técnica utilizada para estruturar um estudo, recolher e analisar informações de forma sistemática. Explica os vários passos que são geralmente adoptados pelo investigador no estudo do problema de investigação, juntamente com a lógica que lhe está subjacente. É uma ciência que estuda a forma como a investigação deve ser efectuada. Essencialmente, os procedimentos através dos quais os investigadores realizam o seu trabalho de descrição, explicação e previsão de fenómenos são designados por metodologia de investigação. É também definida como o estudo dos métodos através dos quais se adquirem conhecimentos. O seu objetivo é fornecer ao trabalho, um plano de investigação. O estudo da metodologia de investigação proporciona-nos a formação necessária para a escolha de métodos, materiais, instrumentos científicos e formação em técnicas relevantes para o problema escolhido.

Este capítulo trata da metodologia adoptada para o presente estudo. Inclui a conceção da investigação, o contexto do estudo, a população, a amostra, a dimensão da amostra, os critérios de amostragem, a técnica de amostragem, o instrumento, o desenvolvimento do instrumento, a descrição do instrumento, a pontuação e a interpretação, a validade e a fiabilidade do instrumento, o estudo-piloto, a recolha de dados, a análise dos dados e as considerações éticas.

Tipos de investigação

A investigação pode ser classificada com base em vários critérios. No entanto, basicamente, a investigação é classificada com base numa abordagem de estudo da variável (investigação quantitativa e qualitativa) ou no objetivo da realização da investigação (investigação básica e aplicada). A investigação quantitativa é uma investigação sobre um problema identificado, baseada no teste de uma teoria composta por variáveis, medidas com números e analisadas através de técnicas estatísticas. Por outro lado, a investigação qualitativa é um domínio de investigação que atravessa disciplinas e matérias, envolvendo uma compreensão aprofundada do comportamento humano e das razões que o regem. Aqui, os dados são recolhidos sob forma descritiva e não numérica e analisados por codificação, indexação e narração. A investigação fundamental é realizada sem um objetivo específico em mente e preocupa-se principalmente com a geração de novos conhecimentos; enquanto a investigação aplicada se refere aos estudos que têm objectivos funcionais e utilização prática.

3.1 Abordagem de investigação

"A abordagem da investigação é um conjunto que abrange o procedimento básico para a realização da investigação"

A seleção da investigação é o procedimento de base para a investigação do inquérito. A abordagem de investigação ajuda o investigador a determinar os dados a recolher e a forma de os analisar. Também sugere possíveis conclusões a retirar dos dados. As abordagens de investigação são planos e procedimentos de investigação que abrangem desde os pressupostos gerais até aos métodos detalhados de recolha, análise e interpretação de dados. São avançadas três abordagens de investigação: (a) Qualitativa, (b) Quantitativa, e (c) Métodos mistos.

A abordagem de investigação adoptada para este estudo é a abordagem de investigação quantitativa, que ajuda a explicar o efeito da intervenção nas variáveis dependentes.

A investigação quantitativa é a investigação empírica sistemática de fenómenos observáveis através de técnicas estatísticas, matemáticas ou computacionais. O objetivo da investigação quantitativa é desenvolver e aplicar teorias e hipóteses relativas aos fenómenos. O processo de medição é fundamental para a abordagem quantitativa, pois fornece a ligação fundamental entre a observação empírica e a expressão matemática das relações quantitativas. Os dados quantitativos são quaisquer dados numéricos, como estatísticas, percentagens, etc., e o investigador analisa os dados com a ajuda da estatística. A investigação qualitativa, por outro lado, coloca questões amplas e recolhe dados de palavras de fenómenos ou participantes.

3.2 Conceção da investigação

As concepções de investigação são tipos de investigação no âmbito de abordagens qualitativas, quantitativas e de métodos mistos que fornecem orientações específicas para os procedimentos numa conceção de investigação. A conceção da investigação é o plano global para abordar uma questão de investigação, incluindo especificações para melhorar a integridade do estudo. É um plano para a realização do estudo que maximiza o controlo sobre os factores que poderiam interferir com os resultados desejados do estudo. É a estrutura que foi criada para procurar respostas às questões de investigação. É um esboço pormenorizado de como uma investigação

O projeto de investigação será realizado. Um projeto de investigação inclui normalmente a forma como os dados serão recolhidos, os instrumentos a utilizar, a forma como os instrumentos serão utilizados e os meios previstos para analisar os dados recolhidos.

Foi selecionado um estudo experimental com dois grupos, pré-teste e pós-teste, para determinar a eficácia do programa de educação sobre saúde reprodutiva e competências para a vida. A experiência aleatória controlada é o modelo de investigação mais poderoso disponível para testar hipóteses de relação causa-efeito entre variáveis e grupos. Esta conceção foi selecionada para este estudo, uma vez que produz as provas de maior qualidade relativamente ao efeito de uma intervenção educativa específica.

Neste estudo, os indivíduos foram distribuídos pelos grupos de controlo e experimental por aleatorização.

O programa de educação em saúde reprodutiva e competências para a vida foi a intervenção utilizada para manipular os sujeitos do estudo do grupo experimental. Foi medido o efeito do programa RHLSE (variável independente) nos conhecimentos, atitudes e práticas das raparigas adolescentes em matéria de saúde reprodutiva e competências para a vida (variável dependente).

O programa de educação RHLS foi realizado para o grupo experimental da amostra (30) em junho de 2015 durante 14 dias. No primeiro dia, o grupo foi orientado sobre o programa de intervenção, seguido de uma Discussão de Grupo Focal (FGD) para criar uma relação com o Investigador e também entre os participantes. Do dia 2 (dois) ao dia 13 (treze), as 12 unidades do manual RHLSE foram abordadas com recurso a métodos e materiais didácticos relevantes, que incluem: aulas expositivas ilustrativas com recurso a gráficos, modelos, apresentação em PowerPoint, discussão em grupo e sessões de perguntas e respostas. No 14º dia (catorze), foi realizada uma sessão de encerramento para partilhar as opiniões do grupo experimental sobre o programa RHLSE.

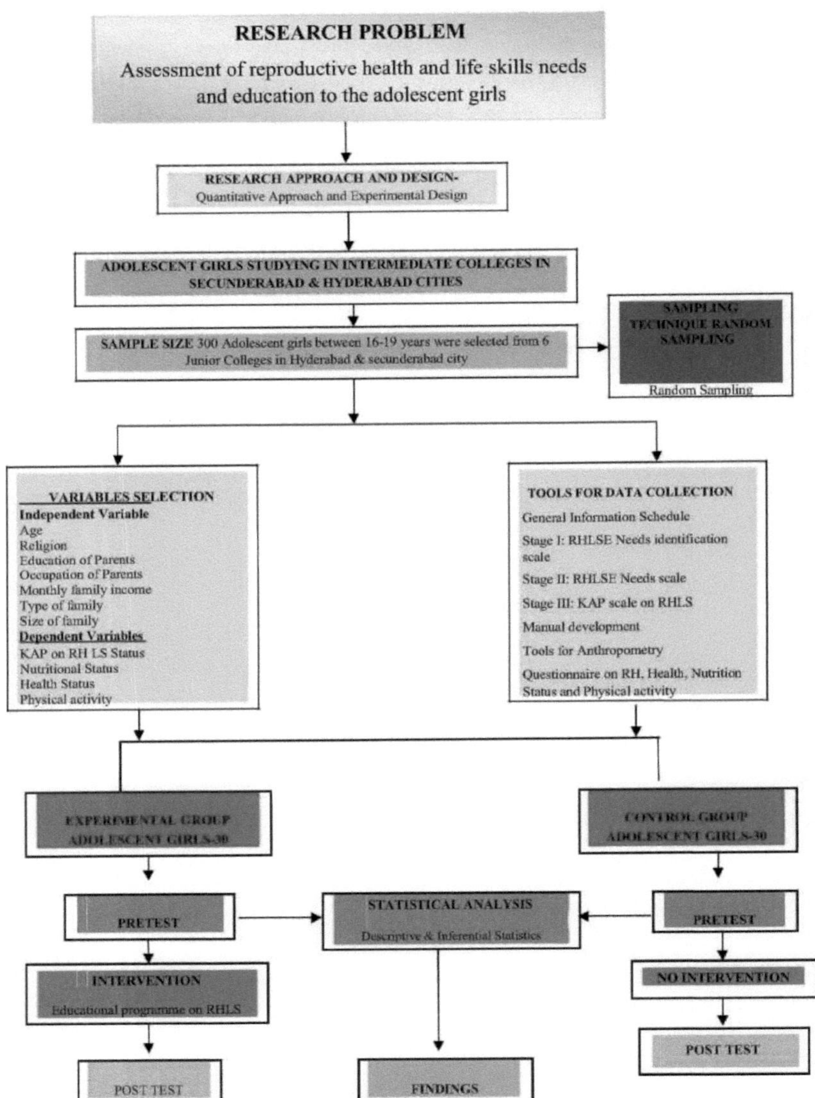

Figura - 2: Conceção da investigação

3.3 Local do estudo

Mapa de Secunderabad e Hyderabad.

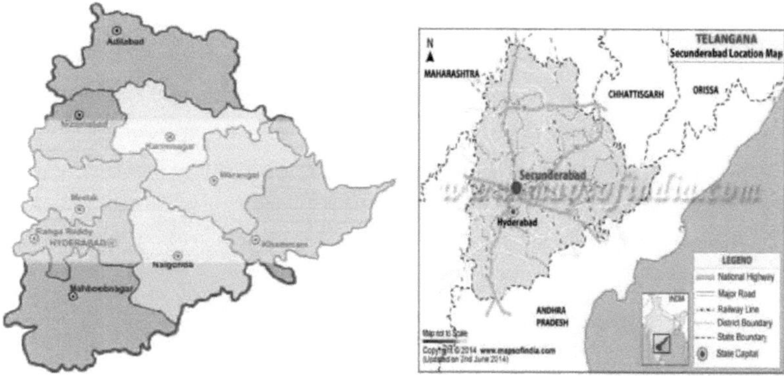

Figura: 3 Mapa

Secunderabad ou **Sikandar-a-bad**, popularmente conhecida como a cidade gémea de Hyderabad, está situada no Estado indiano de Telangana. Com o nome de Sikandar Jah, o terceiro Nizam da dinastia Asaf Jahi, Secunderabad foi fundada em 1806 como um acantonamento britânico. Embora Hyderabad e Secunderabad sejam designadas conjuntamente por cidades gémeas, têm histórias e culturas diferentes, tendo Secunderabad se desenvolvido diretamente sob o domínio britânico até 1948 e Hyderabad sido a capital do Estado principesco dos Nizams. Secunderabad tem uma altitude média de 543 metros (1781 pés). Como parte integrante da Grande Hyderabad, Secunderabad é uma das maiores áreas metropolitanas da Índia. Tem uma população de cerca de 204.182 habitantes. Os homens constituem 51% da população e as mulheres 49%. Secunderabad tem uma taxa média de alfabetização de 73%, superior à média nacional de 59,5%; a taxa de alfabetização masculina é de 78% e a feminina de 68%.

3.4 População

A população é a agregação de todas as unidades em que um investigador está interessado. Por outras palavras, a população é o conjunto de pessoas ou entidades para as quais os resultados de uma investigação devem ser generalizados.

População-alvo:

Uma população-alvo consiste no número total de pessoas ou objectos que satisfazem o conjunto de critérios designados. É o conjunto de todos os casos de um determinado fenómeno sobre o qual o investigador gostaria de fazer uma generalização. No presente estudo, a população-alvo são todas as raparigas adolescentes solteiras do grupo etário dos 16-19 anos.

População acessível:

É o agregado de casos que estão em conformidade com os critérios designados e que também estão acessíveis ao investigador como um grupo de sujeitos para o estudo.

3.5 Amostra e dimensão da amostra

Uma parte mais pequena da população selecionada de forma a que os indivíduos da amostra representem (tanto quanto possível) as caraterísticas da população. É um subconjunto de uma população selecionada para participar num estudo de investigação. Para este estudo, a amostra é constituída por 300 raparigas com idades compreendidas entre os 16 e os 19 anos, que frequentam um curso intermédio. Para a segunda fase do estudo, ou seja, o programa de intervenção, foram selecionadas 30 raparigas de uma faculdade. 30 estudantes de outra faculdade foram selecionadas como grupo de controlo. Este grupo não foi objeto de qualquer programa de intervenção.

Técnica de amostragem e estrutura da amostra

A técnica de amostragem aleatória simples é a conceção de amostragem probabilística mais fiável e básica. Neste tipo de conceção de amostragem, cada membro da população tem a mesma probabilidade de ser selecionado como sujeito. A base de amostragem é a lista dos sujeitos da população e a amostra é selecionada através de métodos como o método da lotaria, a utilização de uma tabela de números aleatórios ou a utilização de um computador. A lista de colégios que oferecem cursos intermédios a raparigas foi recolhida junto do Gabinete do Inspetor Regional (RIO), a partir do qual foram selecionados e enumerados alfabeticamente os colégios de ensino para um só sexo, geridos pelo Governo, por instituições de ajuda e por instituições privadas. As amostras foram selecionadas a partir de seis colégios, tendo sido selecionadas 50 amostras de cada colégio através do método de sorteio.

1. St. Mary's Junior College, Secunderabad
2. Colégio Júnior Wesley para Raparigas, Secunderabad
3. Colégio Júnior de St. Ann para raparigas, Tarnaka
4. Colégio Júnior Kasturba Gandhi para Raparigas, West Maredpally
5. Key's Junior College, Secunderabad
6. Colégio Júnior de S. José, Trimulgherry

3.6 Seleção de variáveis

A variável é definida como um atributo de uma pessoa ou de um objeto que varia, que assume valores diferentes e que não são constantes. É o foco do estudo que reflecte os aspectos empíricos dos conceitos que estão a ser estudados. O investigador mede as variáveis.

Variável dependente: A variável dependente é o efeito resultante da causa presumida da variável independente. É o resultado ou a resposta devida ao efeito que o investigador pretende prever ou explicar.

Variável independente:

A variável independente é aquela que produz um efeito sobre a variável dependente. É manipulada ou variada pelo investigador para criar o efeito na variável dependente.

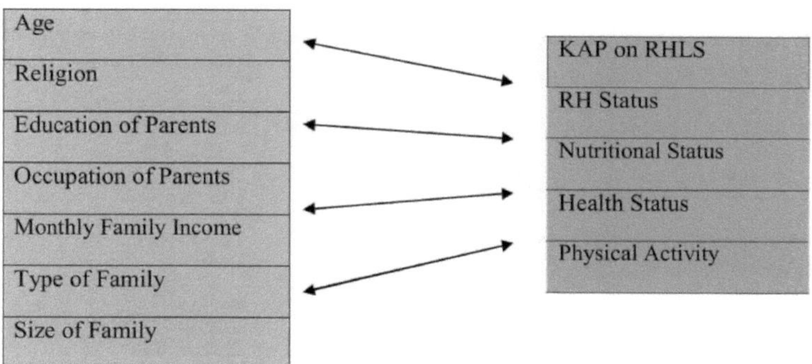

Figura: 4 Seleção de variáveis

VARIÁVEIS INDEPENDENTES:

As variáveis independentes selecionadas para o estudo são: idade, religião, nível de escolaridade dos pais, profissão dos pais, rendimento mensal da família, tipo de família e dimensão da família.

1. **Idade:** o desenvolvimento de um indivíduo, medido em termos de anos a partir da sua data de nascimento, que pode ter influência nos seus níveis de conhecimento sobre saúde reprodutiva

2. **Religião:** refere-se à crença e adoração de um poder controlador sobre-humano, que pode ter um efeito na sua atitude e prática de competências de vida

3. **Nível de educação dos pais:** o nível de educação formal que os pais frequentaram foi considerado como estatuto educacional.

4. **Ocupação:** é o trabalho habitual ou principal de uma pessoa, realizado como meio de ganhar a vida, também designado por vocação

5. **Rendimento da família:** representa a quantidade de dinheiro que a família ganha num ano de todas as fontes antes de pagar impostos.

6. **Tipo de família:** o tipo de família define o indivíduo que assume o papel

de ser o chefe de família e o decisor do lar

7. **Tamanho da família:** determina o número de indivíduos que permanecem juntos e partilham recursos.

VARIÁVEIS DEPENDENTES:

1. **Conhecimento, atitude e prática em matéria de saúde reprodutiva:** refere-se ao conhecimento, à atitude e à prática das raparigas adolescentes em matéria de saúde reprodutiva. Foi avaliado utilizando uma escala KAP no RHLS.

2. **Estado de saúde reprodutiva:** é o nível de saúde reprodutiva das raparigas adolescentes, avaliado através da escala RHLSE Needs.

3. **Estado nutricional:** indica o estado nutricional através do cálculo do índice de massa corporal dos indivíduos.

4. **Estado de saúde:** significa o estado de saúde geral dos indivíduos.

5. **Atividade física:** indica o grau de atividade física praticado pelo indivíduo, medido através de um questionário.

3.7 Definições operacionais

1. **Saúde reprodutiva:** É um estado de bem-estar físico, mental e social em todas as questões relacionadas com o sistema reprodutivo, em todas as fases da vida.

2. **Competências para a vida:** Refere-se às capacidades de comportamento adaptativo e positivo que permitem aos indivíduos lidar eficazmente com as exigências e os desafios da vida quotidiana.

3. **Raparigas adolescentes:** Este **grupo** etário refere-se a raparigas com idades compreendidas entre os 16 e os 19 anos.

4. **Formação de formadores (TOT):** O programa de educação RHLS foi realizado para o grupo experimental da amostra (30) em junho de 2015 durante 14 dias. No primeiro dia, o grupo recebeu orientações sobre o programa de intervenção, seguido de uma discussão de grupo focal (FGD) para criar uma relação com o investigador e também entre os participantes. Do dia 2 (dois) ao dia 13 (treze), as 12 unidades do manual RHLSE foram abordadas com recurso a métodos e materiais didácticos relevantes, que incluem: aulas expositivas ilustrativas com recurso a gráficos, modelos, apresentação em PowerPoint, discussão em grupo e sessões de perguntas e respostas. No dia 14 (catorze), foi realizada uma sessão de encerramento para partilhar as opiniões do grupo experimental sobre o programa RHLSE.

5. 8 Desenvolvimento e descrição da ferramenta

As ferramentas ou instrumentos de recolha de dados são os veículos que melhor podem obter os dados pertinentes para o estudo. Contribui para o corpo de conhecimentos da disciplina. O desenvolvimento de instrumentos é um processo complexo e moroso. Consiste em definir a construção a medir, formular os itens, avaliar a validade do conteúdo dos itens, estimar a fiabilidade e realizar um estudo-piloto. Para este estudo, o investigador preparou um programa de entrevistas estruturado e incluiu um painel de dez peritos para determinar a validade do conteúdo do instrumento. A fiabilidade do instrumento foi estabelecida através da administração do instrumento a 30 raparigas adolescentes durante o estudo-piloto, e o valor 'r' foi de 0,9, indicando que o instrumento é altamente fiável. Foram efectuadas algumas alterações com a sugestão e o conselho dos peritos e, finalmente, o instrumento foi considerado adequado, claro e viável. O manual RHLS - Formação de Formadores (TOT) foi preparado e utilizado para a intervenção no grupo experimental durante a recolha de dados.

Instrumentos de recolha de dados

¾ Calendário de informações gerais

Fase I: Escala de identificação das necessidades da RHLSE

Fase II: Escala de necessidades da RHLSE

Fase III: escala KAP sobre RHLS

Desenvolvimento de manuais

Ferramentas de antropometria

¾ Questionário sobre RH, Saúde Geral, Estado Nutricional e Atividade Física.

Etapa -1 Escala de identificação das necessidades de educação em matéria de saúde reprodutiva e de competências para a vida; foi preparada e entregue aos peritos para que estes emitissem as suas opiniões e sugestões.

Os itens que obtiveram a pontuação mais elevada foram incluídos no programa da entrevista estruturada.

Fase II: Com base na avaliação e nas pontuações da escala de identificação das necessidades de RHLSE, na fase dois, foi elaborada a escala de necessidades de educação para a saúde reprodutiva e competências para a vida. O guião da entrevista estruturada tinha duas partes. A parte A, um questionário de informação geral para recolher o perfil pessoal e familiar, e a parte B, composta por sete secções. Estas eram as seguintes

Secção-I Estado nutricional com 4 itens e fórmulas de medição antropométrica

Secção-II Estado geral de saúde e problemas com 24 itens

Secção-III Atividade física, com 9 itens

Secção-IV Estado de saúde reprodutiva com 10 itens

Secção-V KAP- sobre conhecimentos de saúde reprodutiva - 45 itens; Atitude - 55 itens;

Prática -10 itens.

Secção-VI Questionários sobre competências de vida - 30 itens

Secção-VII Saúde reprodutiva e competências para a vida Identificação das necessidades educativas Escala de 5 pontos com 12 unidades.

Fase III: Foi desenvolvida a escala sobre conhecimentos, atitudes e práticas de saúde reprodutiva e competências para a vida.

O Questionário de Informações Gerais da Amostra: Este estudo contém questões relacionadas com o perfil pessoal e familiar, nomeadamente idade, religião, dimensão da família e rendimento familiar mensal, habilitações literárias do pai, habilitações literárias da mãe, profissão do pai e profissão da mãe.

Secção-I Estado nutricional: Esta secção contém perguntas para avaliar o estado nutricional das adolescentes, como vegetarianas/não vegetarianas/qualquer outra. Tinha três dimensões: antropometria, padrão de consumo alimentar e frequência de consumo. A antropometria incluía a altura em metros, o peso em quilogramas e a fórmula para o cálculo do índice de massa corporal (IMC). A tabela de Frequência de Consumo Alimentar (FFI) foi utilizada para examinar o padrão de consumo alimentar, que incluía sete itens alimentares vegetarianos e não vegetarianos, como Cereais e Milho, Leguminosas, Leite e Produtos Lácteos, Legumes, Óleos, Gorduras e Nozes, Frutas, Ovos, Carne e Peixe. A pontuação foi a seguinte: Diariamente = 4, Semanalmente = 3, Mensalmente = 2, Ocasionalmente = 1 e Nunca = 0. A pontuação máxima foi de 28 e a mínima de 15. O estado nutricional em referência às pontuações foi classificado como Bom = 25 - 28, Moderado = 20 - 24, Médio = 16 - 19 e Mau = 15. O IMC foi avaliado em função dos valores de percentil específicos para a idade e o sexo das crianças e dos adolescentes. Os participantes tinham de assinalar as respostas que se adequavam aos seus conhecimentos. Foi elaborada uma chave de pontuação.

Secção-II Estado de saúde geral e problemas: Esta secção tinha duas dimensões: problemas gerais de saúde e infecções do aparelho reprodutor. Também foram incluídas perguntas para avaliar o número de horas de sono. Os problemas gerais de saúde incluíam 14 itens e as infecções do aparelho reprodutor sete itens. Os problemas foram pontuados com base na frequência de ocorrência de problemas de saúde num ano, que variava entre menos de cinco e mais de 15 vezes. O tratamento utilizado foi pontuado com base na modalidade de tratamento, como consultar o médico sempre/às vezes/nunca, comprar medicamentos na loja médica sempre/às vezes/nunca, seguir o conselho do vizinho sempre/às vezes/nunca, tomar remédio caseiro sempre/às vezes/nunca. Foi avaliado como Consultar o médico = bom, loja médica = médio, conselho do vizinho/remédio caseiro = mau. A frequência dos problemas de saúde num ano foi classificada como 5 boa, 6-10 = moderada, 11-15 = má > 15 muito má. Foi elaborada uma chave de pontuação.

Secção -III Atividade física: Esta secção contém a duração da atividade física em termos de menos de 30 minutos, de 30 minutos a uma hora, de uma hora a uma hora e meia e de mais de uma hora e meia. A regularidade da atividade física foi avaliada com base em regular/não regular. As actividades foram a Caminhada, a Caminhada Rápida,

Jogging, Exercícios de aquecimento, Exercício normal, Aeróbica, em máquina, Ioga, Meditação, Corrida, Ciclismo e outros. Foi preparada uma chave de pontuação.

Secção -IV Estado de saúde reprodutiva: Esta secção continha quatro itens para avaliar a regularidade do ciclo menstrual, os desconfortos/dores pré-menstruais, a utilização do tipo de pensos higiénicos, o modo de eliminação dos pensos higiénicos sujos e a manutenção da higiene pessoal durante os dias da menstruação. Foi desenvolvida uma chave de pontuação.

Secção -V Escala de conhecimentos sobre saúde reprodutiva: Esta secção continha perguntas para avaliar os conhecimentos das raparigas adolescentes sobre saúde reprodutiva. Esta escala incluía 45 perguntas de escolha múltipla para avaliar os conhecimentos sobre o seguinte: Sistema reprodutivo masculino e feminino, mudanças durante a adolescência, menstruação e desconfortos pré-menstruais, gravidez, aborto, comportamentos de risco dos adolescentes, contraceptivos, infecções sexualmente transmissíveis e VIH/SIDA. Cada item tinha quatro opções para escolher a resposta correta. À resposta correta era atribuída a pontuação de "1" e à resposta errada "zero". A pontuação máxima era de 45 pontos e a mínima de

1. As pontuações foram ainda classificadas como Conhecimento baixo (0-14), Conhecimento moderado (15-29), Conhecimento elevado (30 e mais). Foi desenvolvida uma chave de pontuação.

Escala de atitudes de Likert: Uma atitude é uma tendência para responder positiva ou negativamente a uma determinada ideia, objeto, pessoa ou situação. Influencia as escolhas de ação de uma pessoa, as respostas a desafios e situações difíceis da vida, as recompensas e os incentivos. Diz-se que tem três componentes: A componente afectiva, que envolve os sentimentos e as emoções de uma pessoa, a componente comportamental ou conativa, que envolve a forma como uma pessoa age ou se comporta, e a componente cognitiva, que envolve a crença ou o conhecimento de uma pessoa sobre um objeto de atitude.

Os inquiridos que respondem a um item de Likert especificam o seu nível de concordância ou discordância numa escala simétrica de concordância/discordância para uma série de afirmações. Assim, a escala revela a intensidade dos seus sentimentos em relação a um determinado item do questionário. O presente estudo continha 55 afirmações com respostas positivas e negativas numa escala de cinco pontos. As respostas eram as seguintes: SA = Concordo fortemente, A= Concordo, UC= Incerto, D= Discordo, SD= Discordo fortemente. As respostas positivas foram pontuadas como 5,4,3,2,1 e as respostas negativas foram pontuadas como 1,2,3,4,5. Houve 32 afirmações positivas e 23 afirmações negativas. A pontuação máxima para as respostas positivas foi de 160 e a mínima de 32. A pontuação máxima para as respostas negativas foi de 115 e a mínima de 23.

Perguntas para avaliar as práticas durante a menstruação e a higiene menstrual:

Havia dez perguntas relacionadas com práticas relativas à menstruação e à higiene menstrual, desconforto pré-menstrual e medidas corretivas tomadas, higiene pessoal durante a menstruação, tipo de pensos higiénicos utilizados e modo de eliminação dos pensos higiénicos. Cada item tinha quatro opções e uma resposta correta. As respostas foram classificadas como Resposta correta = 1 Resposta errada = 0.

Secção VI - Questionário sobre as competências de vida: O questionário é constituído por 30 itens classificados em 10 dimensões. Resolução de problemas (6,30), Tomada de decisões (8,9,13), Pensamento crítico (16,23), Pensamento criativo (10,17,20), Competências de comunicação (14,28), Competências de relacionamento interpessoal (incluindo assertividade) (19,21,22,27,2), Autoconsciência (2,1,15), Empatia (24,25,26,12), Lidar com o stress (3,7,11) e Lidar com as emoções (4,5,18). Cada item tinha quatro opções de escolha. Com base na sua seleção, as respostas foram classificadas em cinco níveis, de acordo com a perceção do participante, variando entre Muito bom (5), Bom (4), Médio (3), Mau (2) e Não atendido (0). Foram analisadas as pontuações por dimensão. A pontuação máxima foi de 150 e a pontuação mínima de zero.

Secção VII - Saúde reprodutiva e competências para a vida Escala de identificação das necessidades educativas:

Foram entrevistados especialistas das áreas de Ginecologia (6), Enfermagem (6), Desenvolvimento Humano e Estudos da Família (6), Psicologia (6) e Serviço Social (6) para determinar qual deveria ser, na sua opinião, o conteúdo da Educação para a Saúde Reprodutiva e Competências para a Vida (RHLSE). Com base na opinião dos peritos, foram identificados 50 tópicos, agrupados em 12 grandes áreas. Foi escolhida uma escala de cinco pontos para a escala de identificação das necessidades de RHLSE. A escala foi desenvolvida em inglês e administrada a 30 peritos, 30 alunos e 30 mães. Todos os três grupos foram capazes de ler e compreender os tópicos enumerados na escala. A investigadora explicou os tópicos a alguns dos alunos e mães, que ela pensou poderem ter dificuldade em compreender. Apenas a versão inglesa da escala de identificação de necessidades da RHLSE foi

Na escala de cinco pontos, os tópicos contidos nesta secção tinham 12 unidades e as unidades tinham 50 itens por ordem de série. Unidade I - Adolescência e puberdade, de 1 a 5 itens; Unidade II - Sistema reprodutor, de 6 a 7 itens; Unidade III - Puberdade, de 8 a 15 itens; Unidade IV - Sexualidade e comportamento, de 16 a 21 itens; Unidade V - Conceção, de 22 a 23 itens; Unidade VI - Gravidez, de 24 a 26 itens, Unidade VII - Aborto, de 27 a 28 itens, Unidade VIII - Direitos reprodutivos, de 29 a 31 itens, Unidade IX - Infecções sexualmente transmissíveis, de 32 a 33 itens, Unidade X - 10 competências essenciais, de 34 a 43 itens, Unidade XI - Relacionamento, de 44 a 47 itens e Unidade XII - Paternidade responsável, de 48 a 50 itens. A pontuação para a escala de cinco pontos foi a seguinte: Altamente relevante = 5, Moderadamente relevante = 4, Relevante = 3, Menos relevante = 2, Não relevante = 1. A pontuação máxima foi de 250 e a pontuação mínima de 50.

Para a elaboração do manual educativo sobre saúde reprodutiva e competências para a vida, foram incluídos os itens que obtiveram maior pontuação.

Fiabilidade da escala de identificação de necessidades RHLSE:

Para determinar a fiabilidade da Escala de Identificação de Necessidades da RHLSE, foi utilizado o método "Teste-Reteste". A repetição de um teste é o método mais simples utilizado para estabelecer a fiabilidade de uma escala. A escala foi administrada a 90 inquiridos, dos quais 30 peritos, 30 mães e 30 raparigas adolescentes. O teste foi repetido no mesmo grupo após um mês. Foi calculada a correlação entre o primeiro e o segundo conjunto de pontuações e obteve-se um coeficiente de fiabilidade de 0,92, o que mostra que houve uma correlação mais elevada entre o primeiro e o segundo testes.

Desenvolvimento de manuais:

A 30 peritos, 30 alunos e 30 mães foi dada a escala de identificação das necessidades de Saúde Reprodutiva e Educação para as Competências de Vida. Com base nas pontuações mais elevadas, os tópicos foram incluídos no manual. Tinha 50 itens distribuídos por 12 unidades. Esta escala foi utilizada para o programa de educação RHLS para o grupo da experiência.

A apresentação do manual: Página de rosto, Título, Emblema da Universidade, Nome do Bolseiro de Investigação, Departamento, Universidade, Prefácio, Agradecimentos, Prefácio, Conteúdo, A sessão introdutória seguida das 12 unidades. Para cada unidade, após a apresentação do tema, é feita uma menção aos meios audiovisuais, às actividades relacionadas com o tema e à verificação dos progressos dos participantes. No final, é apresentada uma lista de referências. É anexado um apêndice sobre "Mitos e Factos sobre a Sexualidade Humana". Espera-se que o formador o utilize para esclarecer os participantes aquando do debate adequado.

Cada sessão foi apresentada com a revisão da lição anterior e o esclarecimento de dúvidas durante 5 minutos.

4.9 Estudo piloto :

Foi realizado um estudo-piloto, testando a ferramenta numa amostra de 30 raparigas adolescentes com idades compreendidas entre os 16 e os 19 anos, em Hyderabad, em 2014. A fiabilidade da escala foi estabelecida através da aplicação de questionários sobre conhecimentos, atitudes e práticas e competências para a vida a 30 raparigas adolescentes de uma escola secundária de Hyderabad. O tempo que cada inquirido demorou a responder à escala foi de quarenta minutos a uma hora. Passado um mês, o mesmo instrumento foi aplicado à mesma amostra. A fiabilidade foi calculada através do método "split half". Verificou-se que era de 0,94. Os instrumentos foram finalizados e os dados foram recolhidos antes e depois da intervenção.

4.10 Método de recolha de dados:

Antes da recolha dos dados, o investigador obteve a devida autorização dos diretores dos 6 colégios, após uma explicação pormenorizada do estudo e dos seus objectivos, resultados e benefícios para os estudantes adolescentes dessa idade. A reação foi muito encorajadora e positiva. As cartas formais de autorização foram devidamente assinadas pelos respectivos diretores, tendo sido fixadas datas e horas para cada colégio.

Administração do questionário: O investigador recolheu a informação das raparigas adolescentes pessoalmente durante a administração do questionário. O questionário foi elaborado pelo investigador. Foi dada uma breve explicação aos participantes sobre o estudo e o instrumento. Foi garantida a confidencialidade dos dados recolhidos aos participantes e à instituição. O questionário foi aplicado a 300 estudantes de 6 faculdades nas cidades de Secunderabad e Hyderabad em maio e junho de 2015. Para os grupos experimental e de controlo foram selecionadas duas faculdades. 30 estudantes para o grupo experimental e 30 estudantes para o grupo de controlo foram selecionados por método de sorteio. Após o pré-teste, o programa educacional RHLS foi conduzido durante 12 dias para o grupo experimental.

A duração do programa educativo foi de uma hora por dia; foi realizado um total de 12 sessões em 12 dias. Também foram realizados debates em grupos de discussão para obter o máximo de opiniões e ideias do grupo. Após 15 dias, foi efectuado um pós-teste a ambos os grupos. Os dados foram recolhidos e codificados para análise.

Medidas antropométricas: A medida antropométrica foi calculada utilizando o IMC. Foi pedido a cada indivíduo que se colocasse junto à parede com a cabeça e o calcanhar a tocar na parede. Utilizou-se uma régua e um lápis para marcar a altura, após o que se utilizou uma fita métrica para verificar a altura. Os valores correspondentes foram registados em centímetros. O peso do indivíduo foi medido em quilogramas, utilizando uma balança do tipo plataforma. Isto foi feito para 300 alunos.

O IMC (Índice de Massa Corporal) foi calculado utilizando a seguinte fórmula:

$$\text{BMI} = \left(\frac{\text{Weight in Kilograms}}{\text{Height in meters}^2}\right)$$

PLACA NO. 1

Colecções de dados

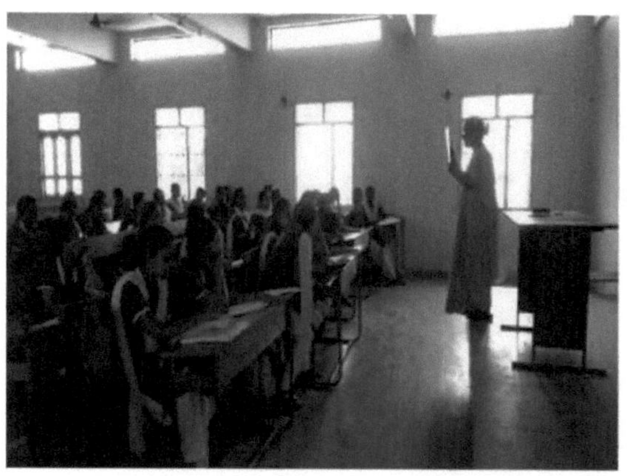

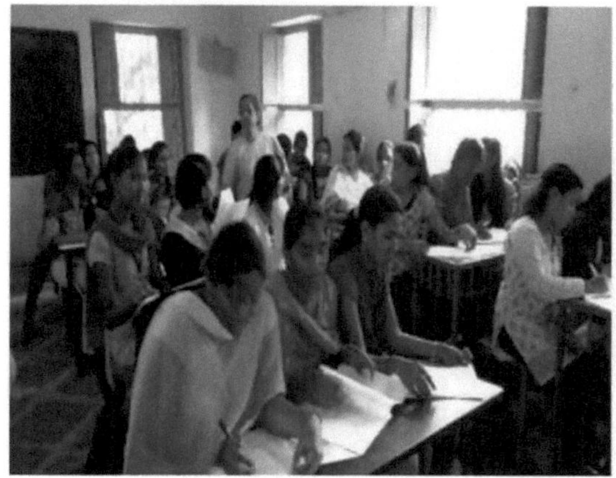

PLACA N.º 2

Recolha de dados

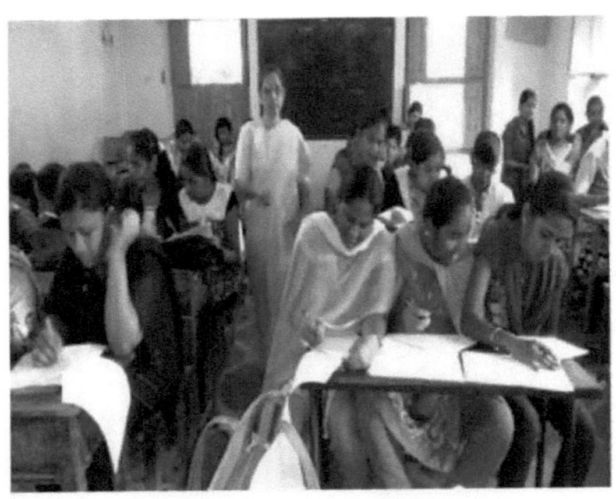

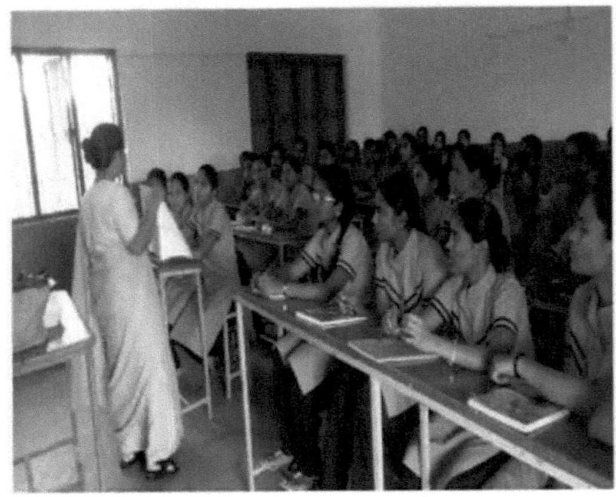

PLACA NO. 3

Recolha de dados

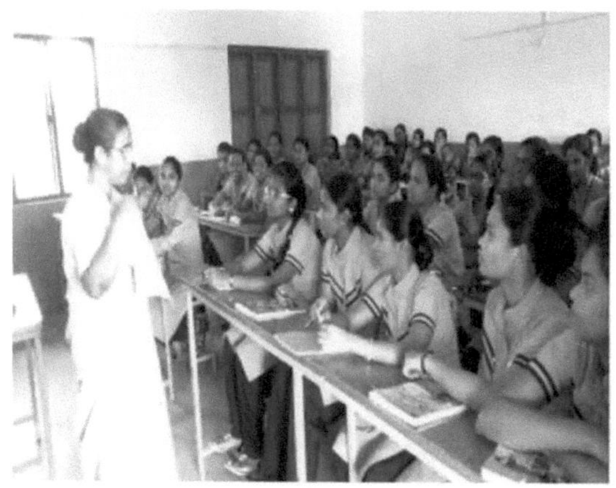

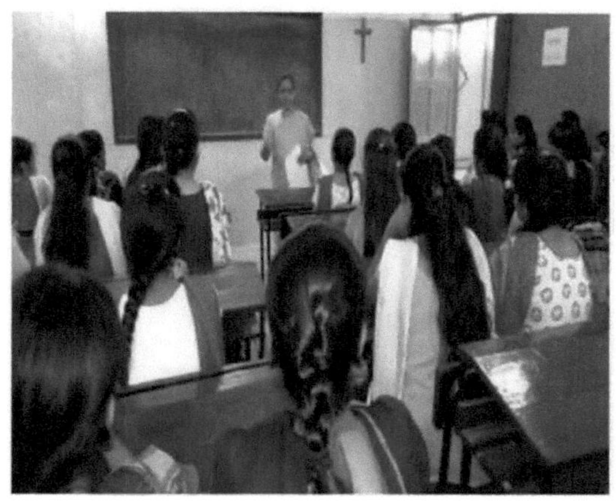

PLACA NO. 4

Recolha de dados

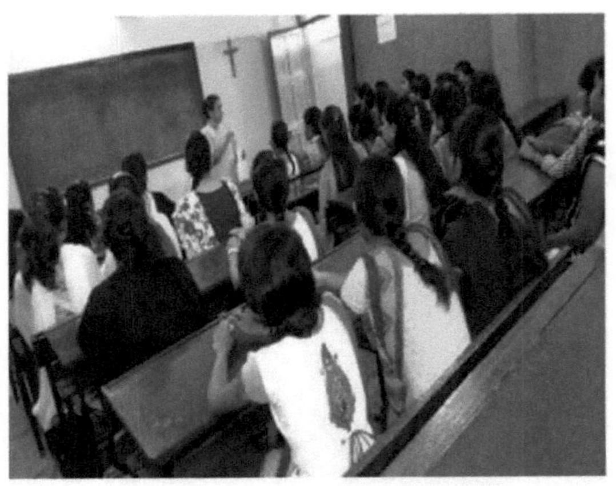

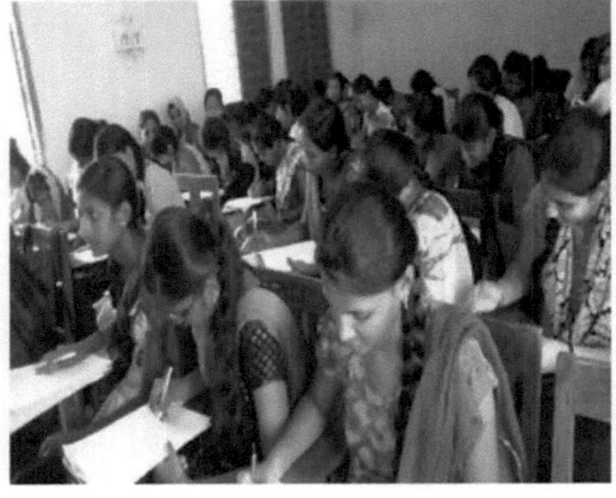

PLACA NO. 5

Recolha de dados

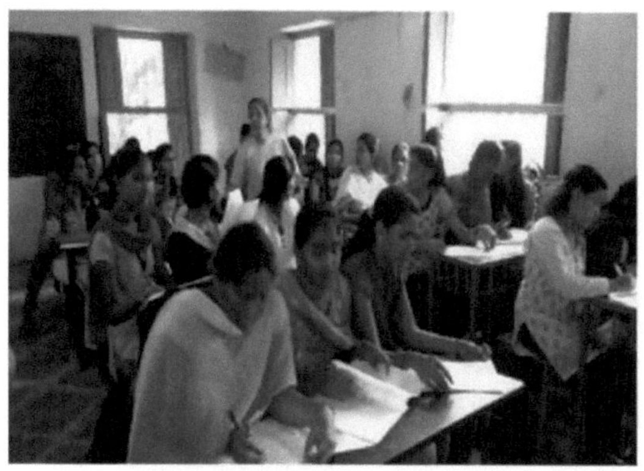

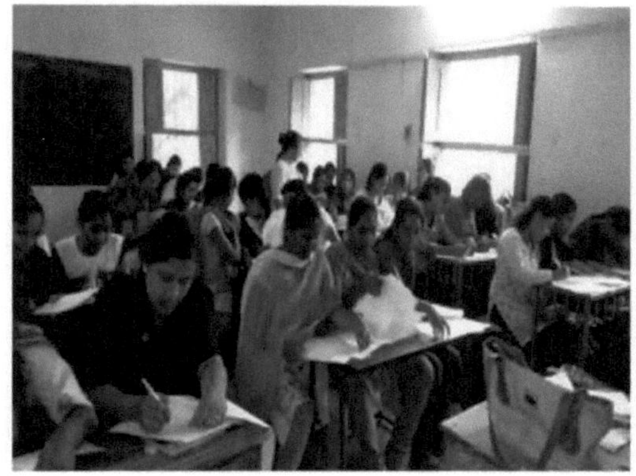

PLACA NO. 6

Aula de intervenção para o grupo experimental

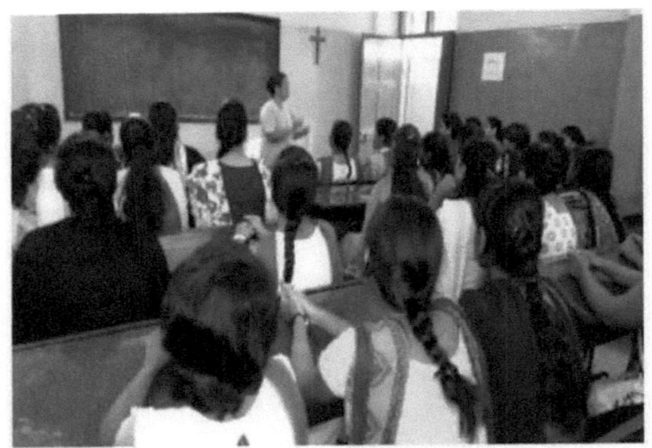

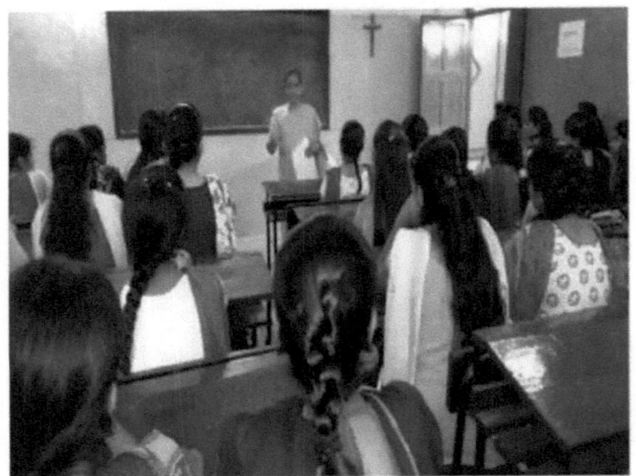

PLACA NO. 7

Aula de intervenção para o grupo experimental

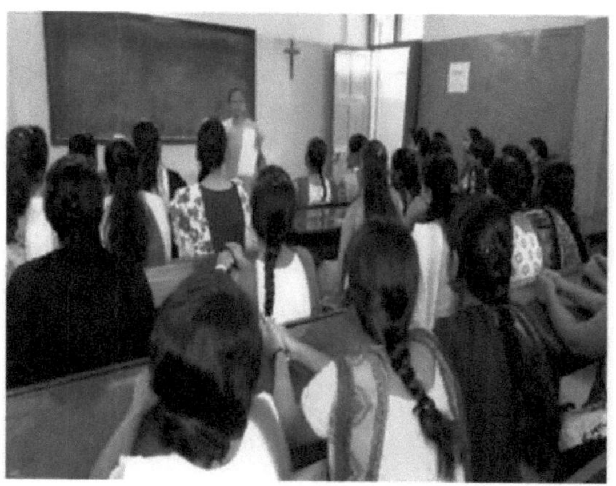

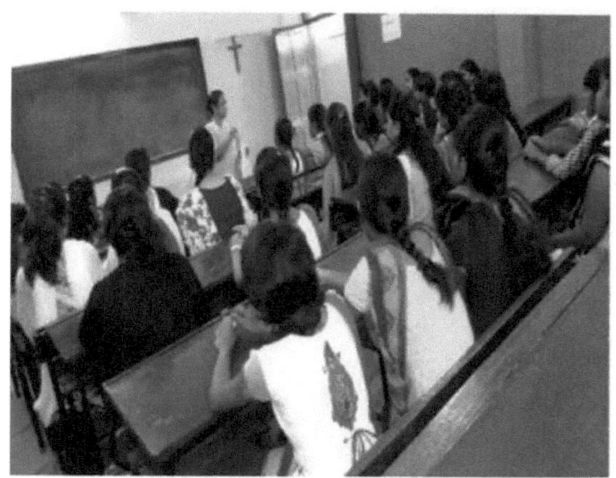

PLACA NO. 8

Aula de intervenção para o grupo experimental

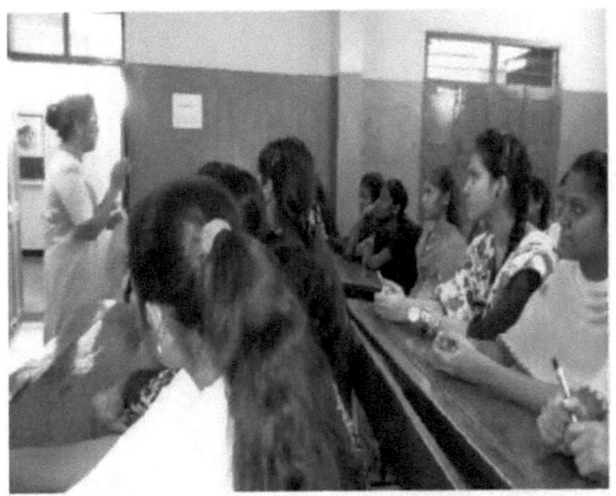

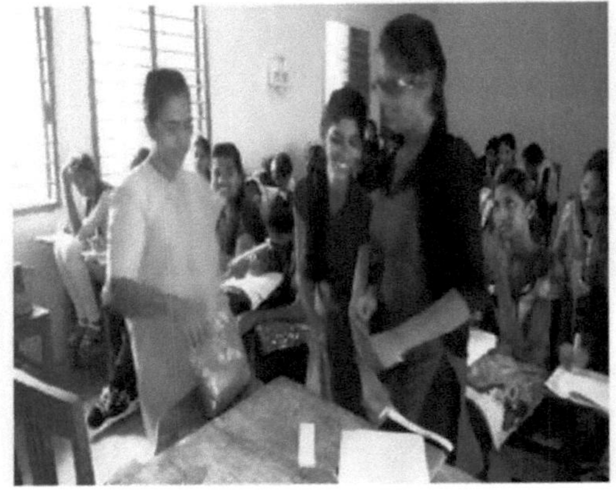

PLACA NO. 9

Visita à Associação de Planeamento Familiar da Índia

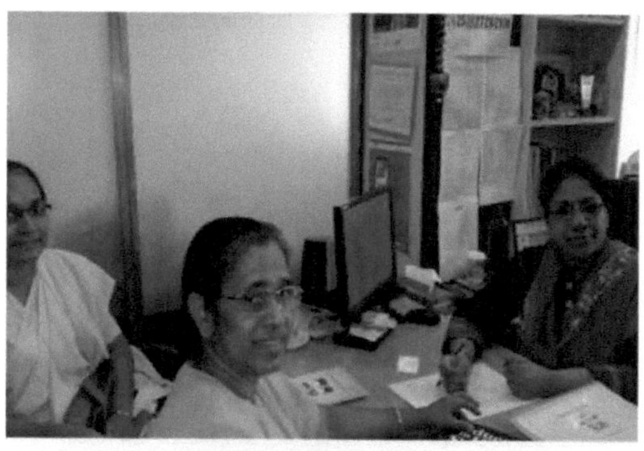

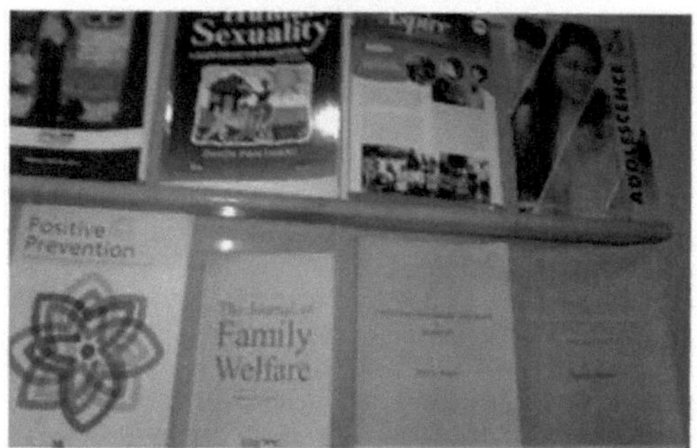

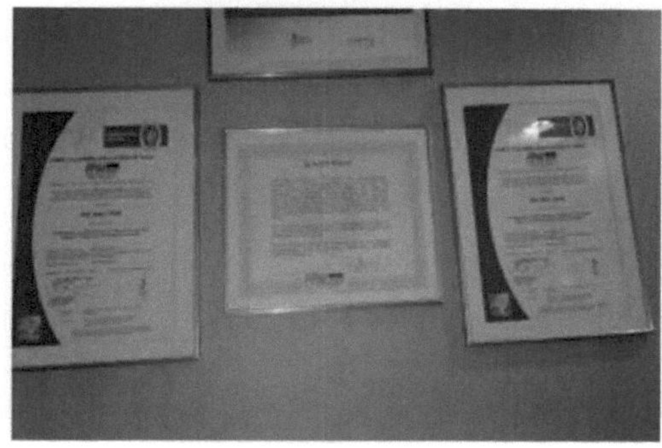

4.11 Técnicas estatísticas

Os dados recolhidos foram organizados e analisados com recurso ao programa informático SPSS (Statistical Packages for Social Sciences) - versão 22.0.

Foram avaliados os conhecimentos, as atitudes e as práticas das raparigas adolescentes em matéria de saúde reprodutiva. As técnicas estatísticas foram selecionadas com base nas hipóteses formuladas para analisar os dados, que são as seguintes

1. $\text{Percentage} = \frac{\text{Obtained Number} \times 100}{\text{Sample Number}}$

2. Média:

Soma todos os números e divide-os pelo número de números.

$$\bar{X} = \frac{\sum(X_{i1} + X_{i1})}{N}$$

3. Desvio padrão:

O desvio-padrão baseia-se nos desvios quadrados ou na distância em relação à média SD. O desvio padrão de uma amostra é a raiz quadrada positiva da média dos desvios quadrados dos valores em relação à média aritmética.

A fórmula para o cálculo do DP a partir de dados discretos é

SD= conhecido como **S** e é calculado utilizando:

$$s = \sqrt{\frac{\sum(x - \bar{x})^2}{n - 1}}$$

1. Entre grupos One-Way ANOVA AND Post-hoc test - Tukey's post-hoc

A análise de variância (ANOVA) é o procedimento paramétrico para testar diferenças entre médias quando existem três ou mais grupos. A estatística calculada na ANOVA é o rácio F. A ANOVA decompõe a variabilidade total de uma variável dependente em duas partes:

a. Variabilidade atribuível à variável independente

b. Outras variabilidades como as diferenças individuais

Inicialmente, calcular a média da soma dos quadrados dividindo a soma dos quadrados entre os grupos e o grau de liberdade. Onde o grau de liberdade é o número de grupos -1. Mais tarde, calcular o rácio F utilizando a soma média dos quadrados entre os grupos e a média da soma dos quadrados dentro dos grupos. Se o valor "F" calculado for superior ao valor "F" tabelado, rejeitamos a hipótese nula. Se o valor "F" calculado for inferior ao valor "F" tabelado, aceitamos a hipótese nula. Para responder às perguntas de comparação de pares, é efectuada uma série de testes post-hoc de Tukey, que são como uma série de testes t. Trata-se de um teste para comparar todos os pares de grupos possíveis após um teste significativo de diferenças globais entre grupos. No entanto, os testes post-hoc são mais rigorosos do que os testes t normais, devido ao facto de que quanto mais testes forem efectuados, maior é a probabilidade de obter uma diferença significativa por acaso.

O método de Tukey (também conhecido como diferença honestamente significativa de Tukey) é normalmente utilizado para determinar a diferença mínima entre as médias de dois grupos antes de poderem ser consideradas significativamente diferentes. O método de Tukey é considerado robusto na medida em que não subestima a diferença menos significativa (menos suscetível de rejeitar a hipótese nula). Por outras palavras, os investigadores podem estar razoavelmente confiantes de que, se a diferença entre as médias de dois grupos for superior à diferença menos significativa de Tukey, então os dois grupos podem ser considerados diferentes.

Um pressuposto importante do método de Tukey é que todos os grupos são de tamanho semelhante. Se isto não for verdade, então deve ser utilizado o método de Scheffe.

5. Coeficiente de correlação do momento do produto de Pearsons

$$r = \frac{N\Sigma XY - \Sigma X \Sigma Y}{\sqrt{[N\Sigma X^2 - (\Sigma X)^2][N\Sigma Y^2 - (\Sigma Y)^2]}}$$

Em estatística, a correlação produto-momento de Pearson é uma medida da correlação linear entre duas variáveis *X* e *Y*, dando um valor entre +1 e -1 inclusive, em que 1 corresponde a uma correlação positiva total, 0 a nenhuma correlação e -1 a uma correlação negativa total. É amplamente utilizado nas ciências como uma medida do grau de dependência linear entre duas variáveis. O coeficiente de correlação de Pearson é a covariância das duas variáveis dividida pelo produto dos seus desvios-padrão.

A inferência estatística baseada no coeficiente de correlação de Pearson centra-se frequentemente num dos dois objectivos seguintes:

1) Um dos objectivos é testar a hipótese nula de que o verdadeiro coeficiente de correlação ρ é igual a 0, com base no valor do coeficiente de correlação amostral r.

2) O outro objetivo é obter um intervalo de confiança que, em amostragens repetidas, tenha uma dada probabilidade de conter ρ.

6. Teste t pareado

O teste *t* de amostras emparelhadas compara duas médias que são do mesmo indivíduo, objeto ou unidades relacionadas. Normalmente, as duas médias representam dois momentos diferentes ou duas condições ou unidades diferentes, mas relacionadas. O objetivo do teste é determinar se existe evidência estatística de que a diferença média entre observações emparelhadas num determinado resultado é significativamente diferente de zero. O teste *t para* amostras emparelhadas é um teste paramétrico. A variável dependente é medida em dois momentos diferentes ou para duas condições ou unidades relacionadas.

a) Calcule o erro padrão utilizando a fórmula

$$SE = \sqrt{\frac{(SD_1)^2}{n_1} + \frac{(SD_1)^2}{n_2}}$$

b) Calcular o valor t - utilizando a fórmula

$$t - test = \frac{\bar{X}_1 - \bar{X}_2}{SE}$$

c) Calcular o grau de

liberdade df = n1+ n2- 2

7. Teste do Qui-Quadrado:

Este é um teste não paramétrico utilizado para descobrir a associação entre dois eventos em amostras binomiais ou multinomiais. É representado por um símbolo ⅛ e utilizado para encontrar a associação entre dois atributos discretos. Também é utilizado para determinar a significância da diferença entre duas ou mais proporções

$$x^2 = \left|\frac{(f_o - f_e)^2}{f_e}\right|$$

Onde *fe* = frequência prevista e *fo* = frequência observada

Se o valor calculado for inferior ao valor tabelado, aceitamos a hipótese nula.

8. Regressão Linear Múltipla ou Análise de Regressão:

A análise de regressão é utilizada para efetuar previsões. Na regressão simples, uma variável independente (X) é utilizada para prever uma variável dependente (Y). Uma caraterística importante da regressão é que quanto maior for a correlação entre duas variáveis, mais exacta será a previsão. A correlação entre duas variáveis raramente é perfeita. Por isso, os investigadores tentam frequentemente melhorar as previsões de Y incluindo múltiplas variáveis independentes - que são frequentemente designadas por variáveis preditoras num contexto de regressão múltipla. A isto chama-se regressão linear múltipla.

A equação básica de regressão múltipla é:

$$y' = a + b_1 X_1 + b_2 X_2 + \ldots b_k X$$

em que y'=valor previsto para o valor

a= constante de interceção k= número de variáveis preditoras (independentes) b1 a bk = coeficientes de regressão para as k variáveis fase -1

X1 a Xk =pontuações ou valores das k variáveis independentes

Na correlação bivariada, o índice é o r de Pearson. Com duas ou mais variáveis independentes, o índice é o coeficiente de correlação múltipla ou R. Ao contrário do r, o R^2 não tem valores negativos. O R^2 apresenta valores de 0,00 a 1,00, mostrando a força da relação entre diversas variáveis independentes e uma variável dependente, mas não a direção. R^2 , quando elevado ao quadrado (R2), indica a proporção da variação em Y *explicada* pela influência simultânea combinada das variáveis independentes. O R^2

fornece uma forma de avaliar a exatidão de uma equação de previsão.

Regressões Múltiplas Stepwise:

As regressões múltiplas passo a passo envolvem a seleção empírica da combinação de variáveis independentes com o maior poder de previsão. O primeiro passo seleciona o melhor preditor único da variável dependente, que é a variável independente com a correlação bivariada mais elevada com Y. A segunda variável a entrar na equação é a que produz o maior aumento de R^2 quando utilizada simultaneamente com a variável selecionada no primeiro passo. O procedimento continua até que nenhum preditor adicional aumente significativamente o valor de R^2 .

Assim, a metodologia utilizada neste estudo serviu de guia para que o investigador efectuasse os ajustamentos adequados, sempre que necessário. Foram efectuadas algumas alterações no processo de estudo. Os participantes foram muito cooperantes e o estudo pôde prosseguir sem qualquer problema.

4.0 RESULTADOS E DISCUSSÃO

A análise é a avaliação dos dados e a interpretação das inferências que emergem das conclusões do estudo. Os dados deste estudo, "Avaliação da saúde reprodutiva e das necessidades de competências para a vida e educação das raparigas adolescentes" foram classificados, codificados, tabulados e analisados com base na hipótese e nos objectivos do estudo. Foram utilizadas estatísticas descritivas e inferenciais para analisar os dados e testar as hipóteses. A versão 22.0 do pacote SSPS foi utilizada para analisar e obter os resultados dos dados. Estatísticas descritivas - são utilizadas frequências, diagramas de barras, gráficos de pizza e percentagens sob a forma de tabelas cruzadas. Para descrever a natureza das variáveis independentes - idade, religião, habilitações literárias dos pais (mãe e pai), profissão dos pais (mãe e pai), rendimento familiar mensal, tipo de família e dimensão da família - foram utilizadas tabelas e gráficos. Neste capítulo, os resultados foram apresentados em termos de hipóteses e discutidos.

4.1 Perfil demográfico das raparigas adolescentes

O perfil demográfico reflecte o contexto geral da amostra e pode ter influência no estilo de vida e nas práticas das raparigas adolescentes. As variáveis relacionadas com a vida pessoal e familiar das raparigas adolescentes foram estudadas para compreender os seus antecedentes, que podem ter um efeito nas suas necessidades educativas, conhecimentos, atitudes e práticas de RHLS.

4.1.1 Idade das raparigas adolescentes:

O período da adolescência, entre os 16 e os 19 anos, é uma fase desafiante em que necessitam de orientação e de informações corretas sobre a LSR. A idade cronológica dos inquiridos, em anos completos, foi retirada dos registos da escola primária. A idade da amostra é apresentada na tabela 1 e na figura 5.

Quadro 1: Idade da amostra

Sl. Não.	Idade em anos	Número de pessoas	Percentagem (%)
1	16	148	49.3
2	17	118	39.3
3	18	27	9.1
4	19	7	2.3
Total		300	100

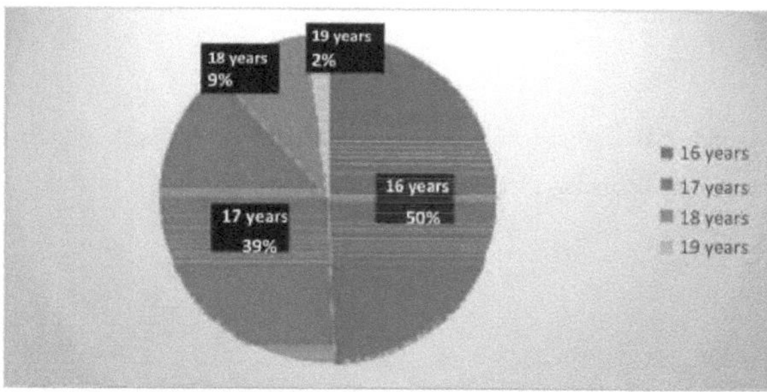

Figura 5: Gráfico de pizza para a idade em percentagem

Dos 300 alunos, 148 (49,3%) tinham 16 anos, 118 (39,3%) tinham 17 anos, 27 (9,1%) tinham 18 anos e os restantes 7 (2,3%) tinham 19 anos, o que mostra que uma percentagem notável das raparigas adolescentes tinha 16 anos.

4.1.2 Religião

A fé da amostra foi considerada como religião. As práticas de saúde reprodutiva podem ser influenciadas pela fé e práticas relacionadas. Por conseguinte, foi incluída como uma variável.

Quadro 2: Religião das raparigas adolescentes

N = 300

Sl. Não.	Religião	Número de pessoas	Percentagem (%)
1	Hindu	130	43.3
2	Muçulmano	60	20
3	cristão	110	36.7
	Total	300	100

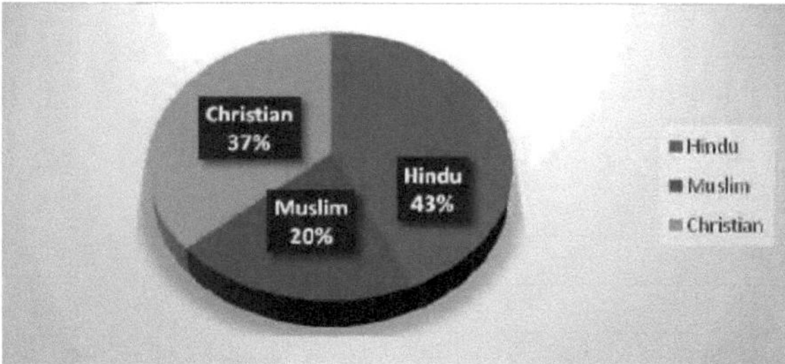

Figura 6: Gráfico de pizza para a religião em percentagem

A Tabela 2 e a Figura 6 mostram que, de um total de 300 estudantes, 130 (43,3%) dos participantes eram hindus, 60 (20%) eram muçulmanos e 110 (36,7%) eram cristãos. Todos os 300 estudantes estavam a estudar o 1° e o 2° ano do ensino secundário em escolas secundárias de inglês.

4.1.3 A educação dos pais:

Foi recolhida a educação formal recebida pelos pais; mãe e pai dos inquiridos. A educação ajuda na aquisição de conhecimentos, o que pode influenciar as suas práticas relacionadas com a saúde. Por conseguinte, foi incluída como uma variável.

Quadro 3: Escolaridade das mães

N = 300

Sl. Não.	Educação da mãe	Número de pessoas	Percentagem %
1	Analfabeto	72	24
2	Primário	69	23
3	Secundário	80	27
4	Colégio/Técnico	79	26
	Total	300	100

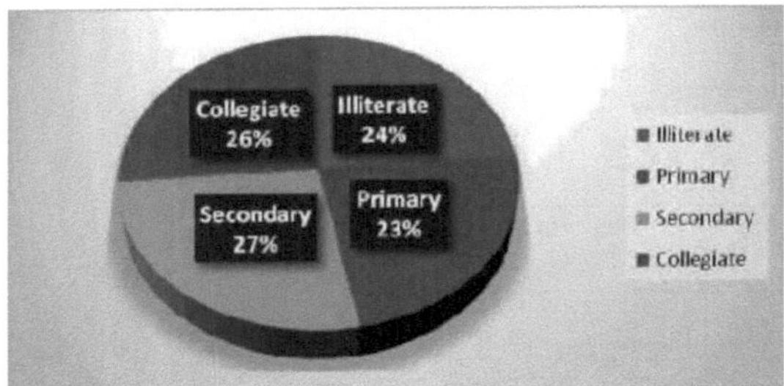

Figura 7: Gráfico de pizza para a educação da mãe em percentagem

Quadro 4: Educação dos pais

N = 300

Sl. Não.	Educação do pai	Número de pessoas	Percentagem (%)
1	Analfabeto	44	15
2	Primário	87	29
3	Secundário	73	24
4	Colegial	96	32
	Total	300	100

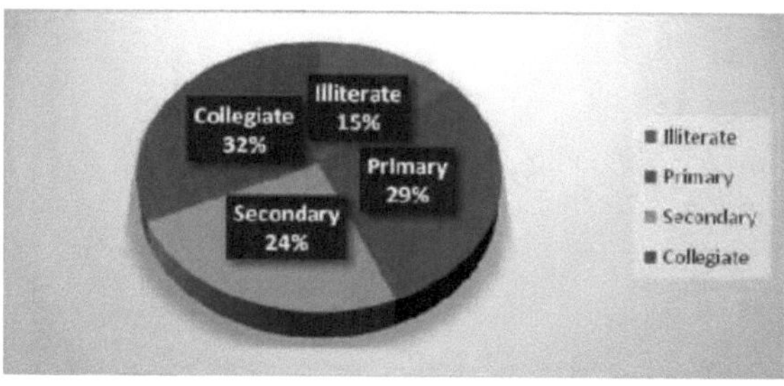

Figura 8: Gráfico de pizza para a educação do pai em percentagem

O quadro 3 e a figura 7 indicam que cerca de 72 (24%) mães dos participantes eram analfabetas e 69 (23%) mães dos participantes tinham o ensino primário, enquanto 80 (27%) e 79 (26%) tinham completado o ensino secundário e o ensino superior, respetivamente, o que mostra que uma percentagem igual de mães era analfabeta, tinha o ensino primário, o ensino secundário e o ensino técnico/universitário. 44(15%) dos pais dos participantes eram analfabetos e 87(29%) tinham o ensino primário. Enquanto 73 (24%) e 96 (32%) tinham concluído o ensino secundário e o ensino superior, respetivamente. 39 (18%), o que mostra que, em comparação com as mães das raparigas adolescentes, um número comparativamente maior de pais tinha formação universitária. Relativamente à escolaridade dos pais, ver Tabela 4 e Figura 8.

4.1.4 Ocupação dos pais:

O trabalho efectuado pelos pais para ganhar a vida foi considerado como a sua ocupação, que determina o seu rendimento mensal, a quantidade de tempo de lazer disponível para cuidar dos filhos. Por isso, foi incluída como variável.

Quadro 5: Profissão das mães

N = 300

Sl. Não.	Profissão da mãe	Número de pessoas	Percentagem (%)
1	Trabalhador por conta de outrem	39	13
2	Trabalhador independente/empresa	21	7
3	Empregado (Governo Privado)	40	13
4	Qualquer outro	200	67
	Total	300	100

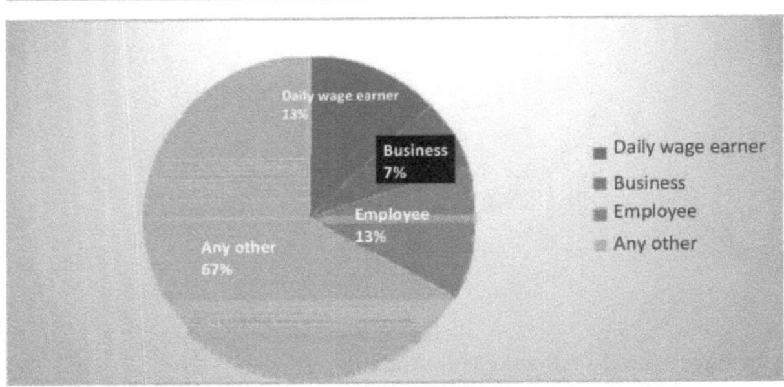

Figura 9: Gráfico de pizza para a ocupação das mães

Tabela 6: Ocupação dos pais

N = 300

Sl. Não.	Profissão do pai	Número de pessoas	Percentagem (%)
1	Trabalhador por conta de outrem	72	24
2	Trabalhador independente/empresa	70	23
3	Empregado (privado/governo)	103	34
4	Qualquer outro	55	18
	Total	300	100

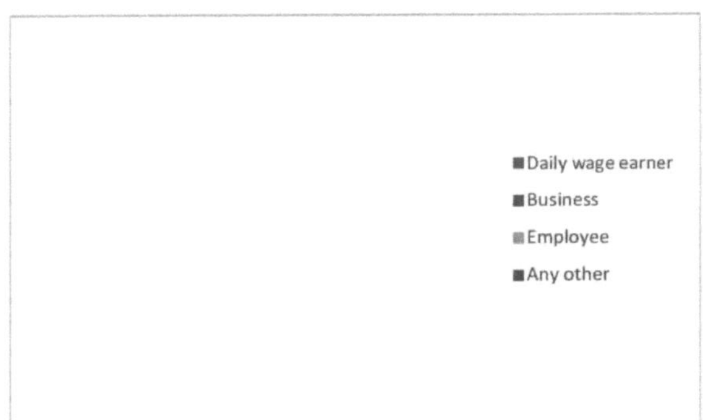

Figura 10: Gráfico de pizza para a ocupação dos pais em percentagem

O quadro 5 e a figura 9 mostram que cerca de 39 (13%) das mães dos participantes ganhavam o seu sustento com o salário diário, enquanto 27 (7%) delas tinham o seu próprio negócio. 40(13%) delas eram empregadas e 200(67%) exerciam outras actividades. A tabela 6 e a figura 10 indicam que 72 (24%) dos pais dos participantes eram assalariados diários e 70 (23%) tinham um negócio. 103 (34%) deles eram empregados e 55 (18%) estavam envolvidos noutros trabalhos e ocupações. Entre as mães, a maioria era dona de casa. A categoria "outros" incluía mães e pais que não exerciam uma atividade a tempo inteiro e recebiam rendimentos provenientes de bens como terrenos, edifícios, etc.

4.1.5 Rendimento familiar mensal:

O dinheiro ganho pelos membros da família foi considerado como o rendimento mensal da família, que determina o poder de compra da família. Vários estudos indicam que o dinheiro ganho pelas mulheres é gasto para o desenvolvimento da família. As mães que ganham dinheiro podem gastar o seu rendimento nas necessidades das suas filhas adolescentes durante o período menstrual.

Tabela 7: Distribuição dos pais de acordo com o seu rendimento familiar mensal

N = 300

Sl. Não.	Rendimento familiar mensal	Número de pessoas	Percentagem (%)
1	Inferior a 15 000	179	60
2	15,000-36,000	92	31
3	36,000-60,000	19	6
4	60 000 e mais	10	3
	Total	300	100

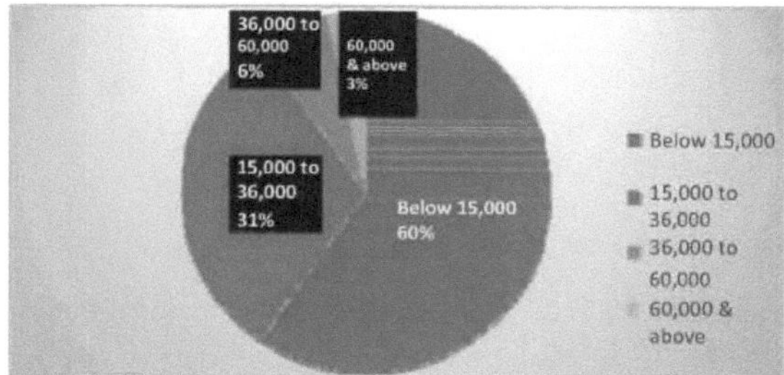

Figura 11: Gráfico de pizza para o rendimento familiar mensal em percentagem

A tabela 7 e a figura 11 indicam que a maioria das famílias 179 (60%) tinha renda abaixo de 15.000 rúpias, enquanto 92 (31%) tinham renda entre 15.000 e 36.000 rúpias por mês. Algumas famílias, 19 (6%), tinham renda entre 36.000 e 60.000 rúpias, e 10 (3%) delas estavam na categoria mais alta, de 60.000 rúpias ou mais. Isto mostra que a maioria das raparigas adolescentes em estudo tinha um rendimento familiar mensal inferior a 15.000 rupias, quando validadas as suas famílias tinham cartões de racionamento brancos, (BPL-baixo do limiar de pobreza), o que as torna elegíveis para o reembolso das propinas da faculdade e outros apoios do Governo estatal.

4.1.6 Tipo de família

O tipo de família indica a estrutura da família, que influencia o poder de decisão das mulheres no seio da família. No tipo de família nuclear, a mãe pode ter uma palavra a dizer nas decisões tomadas. Especialmente no que diz respeito a questões relacionadas com a saúde, e pode ter liberdade para ajudar as suas filhas adolescentes a comprarem pensos higiénicos e lingerie de qualidade.

Quadro 8: Distribuição da amostra de acordo com o seu tipo de família

N = 300

Sl. Não.	Tipo de família	Número de pessoas	Percentagem (%)
1	Conjunto	68	23
2	Nuclear	212	71
3	Alargado	12	4
4	Qualquer outro	3	8
	Total	300	100

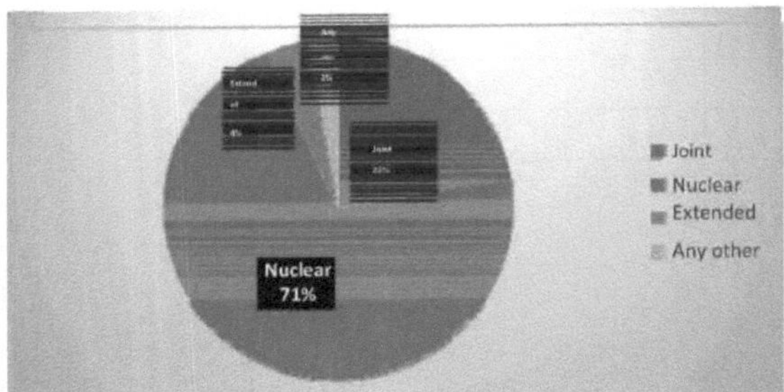

Figura 12: Gráfico de pizza para o tipo de família em percentagem

A Tabela 8 e a Figura 12 mostram que cerca de 68 (23%) das famílias dos inquiridos viviam em famílias conjuntas e muitas delas, 212 (71%), em famílias nucleares. 12 (4%) dos participantes viviam em famílias alargadas e 3 (8%) viviam noutro tipo de família. Isto indica que a maioria das raparigas adolescentes do estudo pertencia a famílias de tipo nuclear. A categoria "Qualquer outro" foi utilizada para indicar famílias monoparentais, coabitação da mãe/pai com o seu parceiro, etc.

4.1.7 Tamanho da família

O número de membros que residem numa família foi considerado como a dimensão da família. A dimensão da família pode influenciar a assistência disponível no seio da família para cumprir o papel e as responsabilidades familiares. Nas famílias em que ambos os pais trabalham, outros membros idosos podem contribuir para o aliciamento das jovens adolescentes. Sobretudo para as dotar das competências necessárias em matéria de gestão da saúde reprodutiva e de proteção pessoal.

Quadro 9: Distribuição da amostra de acordo com a dimensão da família

N = 300

Sl. Não.	Tamanho da família	Número de pessoas	Percentagem (%)
1	Até 4	149	50
2	5-8	119	40
3	9 e mais	32	10
	Total	300	100

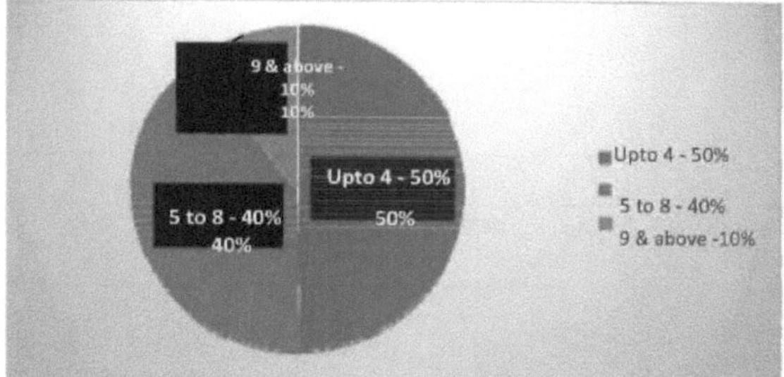

Figura 13: Gráfico de pizza para a dimensão da família em percentagem

A tabela 9 e a figura 13 indicam a dimensão das famílias, cerca de 149 (49%) das famílias dos inquiridos tinham até 4 pessoas no total e 119 (40%) tinham uma dimensão familiar de 5 a 8 membros. Um pequeno número de 32 (10%) tinha 9 ou mais membros a viver numa família.

4.2 PARTE B

Consiste em sete secções, constituídas por dados sobre variáveis dependentes e análises estatísticas realizadas sobre variáveis independentes e dependentes.

4.2.1 Necessidades de RHLSE das raparigas adolescentes:

As necessidades educativas das raparigas adolescentes em matéria de saúde reprodutiva e competências para a vida foram avaliadas pelos próprios alunos, pelas suas mães e por especialistas. Os temas que foram considerados altamente relevantes foram incluídos no manual RHLSE desenvolvido para a intervenção educativa. Foi feita uma tentativa de estudar a diferença entre os peritos, os alunos e as mães na identificação das necessidades de RHLSE, que é apresentada na tabela 10.

Boonstra (2015) realizou um estudo sobre a satisfação das necessidades de saúde sexual e reprodutiva dos adolescentes nos Centros de Saúde de Base Escolar (SBHC). A controvérsia sobre adolescentes e sexo teve um impacto significativo na prestação de serviços de saúde sexual e reprodutiva, e muitos SBHCs continuam limitados na sua capacidade de satisfazer as necessidades dos adolescentes através da distribuição de contraceptivos no local. Muitos SBHCs superaram desafios e integraram com sucesso serviços de saúde sexual e reprodutiva com outros cuidados médicos. Estes podem servir de modelo para outros SBHC. Como parte desta gama de serviços, os SBHCs prestam uma série de serviços de saúde sexual e reprodutiva; no entanto, desde a criação destes centros, têm-se registado debates acesos nas comunidades de todo o país sobre se devem ou não fornecer contraceptivos no local. Ao mesmo tempo, alguns SBHCs que estão empenhados em reduzir a gravidez na adolescência estão a trabalhar nas suas comunidades para ultrapassar a oposição e fornecer cuidados contraceptivos.

4.3. Os peritos, os alunos e as mães não diferiram na identificação das necessidades de educação em matéria de saúde reprodutiva e de competências para a vida.

Tabela 10: Diferença entre especialistas, alunos e mães na identificação das necessidades de RHLSE.

n = 90

Tabela-10						
Áreas RHLSE		**Soma de quadrados**	**df**	**Quadrado médio**	**F**	**Sig.**
Pontuação total de todos os domínios	Entre Grupos	5258.689	2	2629.344	3.963*	.023
	Dentro dos grupos	57728.433	87	663.545		
	Total	62987.122	89			
Adolescência e puberdade	Entre Grupos	112.022	2	56.011	5.446**	.006
	Dentro dos grupos	894.700	87	10.284		
	Total	1006.722	89			
Sistema reprodutor	Entre grupos	2.289	2	1.144	.303	.739
	Dentro dos grupos	328.600	87	3.777		
	Total	330.889	89			
Puberdade	Entre grupos	300.867	2	150.433	4.655*	.012
	Dentro dos grupos	2811.533	87	32.316		
	Total	3112.400	89			
Sexualidade e comportamento	Entre grupos	6.156	2	3.078	.142	.868
	Dentro dos grupos	1883.633	87	21.651		
	Total	1889.789	89			
Conceção	Entre grupos	6.756	2	3.378	.676	.511
	Dentro dos grupos	434.800	87	4.998		

	Total	441.556	89			
Gravidez	Entre grupos	39.467	2	19.733	2.722	.071
	Dentro dos grupos	630.633	87	7.249		
	Total	670.100	89			
Aborto	Entre grupos	3.289	2	1.644	.371	.691
	Dentro dos grupos	386.000	87	4.437		
	Total	389.289	89			
Direitos reprodutivos	Entre grupos	30.822	2	15.411	2.228	.114
	Dentro dos grupos	601.800	87	6.917		
	Total	632.622	89			
Infecções sexualmente transmissíveis	Entre grupos	7.267	2	3.633	1.394	.254
	Dentro dos grupos	226.733	87	2.606		
	Total	234.000	89			
Competências para a vida	Entre grupos	399.800	2	199.900	5.791**	.004
	Dentro dos grupos	3003.100	87	34.518		
	Total	3402.900	89			
Relacionamento	Entre grupos	124.089	2	62.044	7.605**	.001
	Dentro dos grupos	709.733	87	8.158		
	Total	833.822	89			
Paternidade responsável	Entre grupos	102.067	2	51.033	6.205**	.003
	Dentro dos grupos	715.533	87	8.225		
	Total	817.600	89			

*Nota: *p é significativo ao nível de 0,05, **p é significativo ao nível de 0,01*

A tabela 10 mostra que os três grupos diferiram significativamente ao nível de 0,05 (f=3,963) na pontuação total de identificação de necessidades da RHLSE em todos os domínios. Foi encontrada uma diferença adicional entre os grupos ao nível de 0,01 para quatro tópicos, nomeadamente: Adolescência e puberdade (F=5,446), competências para a vida (F=5,791), Relacionamento (F=7,605) e Paternidade responsável (F=6,205). Também foi encontrada uma diferença significativa entre os grupos no tópico - puberdade (F=4,655) ao nível de 0,05, o que indica que, dos 12 tópicos, não houve diferença entre os grupos em sete tópicos.

Foi efectuado um teste pós-HOC (Tukeys HSD) para examinar a diferença entre os grupos na identificação das necessidades de RHLSE pelos peritos, alunos e mães. (Ver quadro 11)

Tabela: 11 testes post Hoc (Tukey's HSD) para os três grupos dos domínios, mostrando a diferença média, o erro padrão e o nível de significância.

n = 90

Variável dependente	**(I)**	**(J)**	**Média**	**Std.**	**Sig.**

		Classificação em 3 grupos	Classificação de 3 grupos	Diferença (I-J)	Erro	
Pontuação total de todos os domínios	Tukey HSD	Peritos	Alunos	8.533	6.651	.409
			Mães	-10.167	6.651	.283
		Alunos	Peritos	-8.533	6.651	.409
			Mães	-18.700 *	6.651	.017
		Mães	Peritos	10.167	6.651	.283
			Alunos	_ * 18.700	6.651	.017
Adolescência e puberdade	Tukey HSD	Peritos	Alunos	_ * 2.367	.828	.015
			Mães	.000	.828	1.000
		Alunos	Peritos	* -2.367	.828	.015
			Mães	-2.367	.828	.015
		Mães	Peritos	.000	.828	1.000
			Alunos	_ * 2.367	.828	.015
Sistema reprodutor	Tukey HSD	Peritos	Alunos	.067	.502	.990
			Mães	.367	.502	.746
		Alunos	Peritos	-.067	.502	.990
			Mães	.300	.502	.822
		Mães	Peritos	-.367	.502	.746
			Alunos	-.300	.502	.822
Puberdade	Tukey HSD	Peritos	Alunos	1.667	1.468	.495
			Mães	-2.767	1.468	.149
		Alunos	Peritos	-1.667	1.468	.495
			Mães	-4.433	1.468	.009
		Mães	Peritos	2.767	1.468	.149
			Alunos	_ _** 4.433	1.468	.009
Sexualidade e comportamento	Tukey HSD	Peritos	Alunos	.233	1.201	.979
			Mães	-.400	1.201	.941
		Alunos	Peritos	-.233	1.201	.979
			Mães	-.633	1.201	.858
		Mães	Peritos	.400	1.201	.941
			Alunos	.633	1.201	.858
Conceção	Tukey HSD	Peritos	Alunos	-.400	.577	.768
			Mães	-.667	.577	.483

		Alunos	Peritos	.400	.577	.768
			Mães	-.267	.577	.889
		Mães	Peritos	.667	.577	.483
			Alunos	.267	.577	.889
Gravidez	Tukey HSD	Peritos	Alunos	-1.333	.695	.140
			Mães	-1.467	.695	.094
		Alunos	Peritos	1.333	.695	.140
			Mães	-.133	.695	.980
		Mães	Peritos	1.467	.695	.094
			Alunos	.133	.695	.980
Aborto	Tukey HSD	Peritos	Alunos	-.267	.544	.876
			Mães	-.467	.544	.668
		Alunos	Peritos	.267	.544	.876
			Mães	-.200	.544	.928
		Mães	Peritos	.467	.544	.668
			Alunos	.200	.544	.928
Direitos reprodutivos	Tukey HSD	Peritos	Alunos	.967	.679	.333
			Mães	-.433	.679	.800
		Alunos	Peritos	-.967	.679	.333
			Mães	-1.400	.679	.104
		Mães	Peritos	.433	.679	.800
			Alunos	1.400	.679	.104
Infecções sexualmente transmissíveis	Tukey HSD	Peritos	Alunos	.567	.417	.367
			Mães	-.067	.417	.986
		Alunos	Peritos	-.567	.417	.367
			Mães	-.633	.417	.287
		Mães	Peritos	.067	.417	.986
			Alunos	.633	.417	.287
Competências para a vida	Tukey HSD	Peritos	Alunos	4.700*	1.517	.007
			Mães	.500	1.517	.942
		Alunos	Peritos	-4.700	1.517	.007
			Mães	-4.200*	1.517	.019
		Mães	Peritos	-.500	1.517	.942
			Alunos	4.200*	1.517	.019
Relacionamento	Tukey	Peritos	Alunos	-.400	.737	.851

	HSD		Mães	-2.667**	.737	.001
		Alunos	Peritos	.400	.737	.851
			Mães	-2.267**	.737	.008
		Mães	Peritos	2.667**	.737	.001
			Alunos	2.267**	.737	.008
Paternidade responsável	Tukey HSD	Peritos	Alunos	.233	.740	.947
			Mães	-2.133*	.740	.014
		Alunos	Peritos	-.233	.740	.947
			Mães	-2.367**	.740	.005
		Mães	Peritos	* 2.133	.740	.014
			Alunos	2.367**	.740	.005

*Nota: *p é significativo ao nível de 0,05, **p é significativo ao nível de 0,01*

Partiu-se da hipótese de que não haveria diferença entre os Especialistas, os Alunos e as Mães na identificação das necessidades de RHLSE. Para determinar a diferença entre os 3 grupos, foram utilizadas estatísticas inferenciais, como a análise de variância unidirecional e o teste Post-Hoc -Tukey's HSD. Os resultados indicaram uma diferença significativa nos 3 grupos (2, 87) = 3,963 ≤ 0,05, p=0,023. Quando os 3 grupos foram comparados em 12 domínios, foi observada uma diferença significativa em 5 domínios, ou seja, Adolescência e puberdade, F(2,87)= 5,446 ≤, = 0,006, Puberdade F(2,87) = 4,655, 0,05 , =0,012,competências para a vida F(2,87)=5,7910,01, =0.004, Relacionamento F(2,87)=7,605≤ 0,01, p=0,001, Paternidade responsável F (2,87) -6,205 0,01,p= 0,03.Os outros 7 domínios, nomeadamente Sistema reprodutivo, sexualidade e comportamento, conceção, gravidez, aborto, direitos reprodutivos e infecções sexualmente transmissíveis, não mostraram qualquer diferença significativa entre os 3 grupos. Foi efectuada uma análise post hoc para verificar qual o grupo que diferia dos outros e em que medida. Os resultados indicaram que, na pontuação total, os alunos diferiam significativamente das mães (MD= 18,700, SE=6,651); no domínio da adolescência e da puberdade, os 3 grupos diferiam significativamente (MD=2,367, Se=0,828). No domínio da puberdade, os alunos e as mães diferiram significativamente (MD=4,433, SE=1,468). No domínio das competências de vida, os 3 grupos diferiram significativamente (MD_{EM}=4,70, SE_{EL}=1,517; MD_{LM}=4,200, SE_{LM}=1,517; e MD_{EM}=0,500, SE=1,517).

Os resultados da análise post hoc - HSD de Tukey indicam (tabela 11) que, para a pontuação total, existe uma diferença média significativa entre alunos e mães. Os resultados não corroboram a hipótese nula, pelo que esta é rejeitada e a hipótese alternativa, ou seja, os peritos, as mães e os alunos diferem significativamente na identificação das necessidades educativas de RHLS, é aceite.

Um estudo realizado sobre o impacto do contexto socioeconómico na perceção das necessidades de educação para a vida familiar (Şarada, 1998) mostrou que o estado civil parece desempenhar um papel significativo na perceção das necessidades de educação para a vida familiar dos alunos. As raparigas adolescentes solteiras podem não ser capazes de perceber claramente as suas necessidades de educação para a vida familiar, uma vez que não experimentaram realmente a vida familiar. Por conseguinte, é necessário ter em conta as percepções das mulheres casadas a este respeito para planear programas de educação para a vida familiar destinados a raparigas adolescentes, que estão no limiar do casamento e da maternidade e que utilizariam estes conhecimentos no futuro imediato para conseguir uma vida familiar melhor.

O RHLSE precisa de pontuações:

A tabela 12 indica as pontuações das necessidades de RHLSE da amostra (peritos, mães e alunos) categorizadas como baixas, médias e altas; o que mostra que a maioria (71,11%) da amostra obteve pontuações altas e 27,8% obteve pontuações moderadas, o que pode dever-se à experiência das mães e aos conhecimentos dos peritos.

Tabela 12: Pontuação das necessidades de RHLSE dos peritos, aprendentes e mães

n = 90

Sl. Não.	Classificação	Número de pessoas	Percentagem (%)
1	Alto- 200 e superior	64	71.1
2	Moderado- 150 a 199	25	27.8
3	Baixa - inferior a 150	1	1.1
	Total	**90**	**100**

Os resultados da ANOVA revelam que existe uma diferença entre os 3 grupos na pontuação total e também especificamente em 5 domínios dos 12 domínios (tabela 10). Verificou-se uma diferença significativa entre os grupos nos seguintes domínios - Adolescência e puberdade, Puberdade, Competências para a vida, Relacionamento e Paternidade responsável. Os resultados da análise Post-Hoc -Tukey's HSD indicam (tabela-11) que, para a pontuação total, se registou uma diferença média significativa entre alunos e mães. Os resultados não apoiam a hipótese nula, pelo que esta é rejeitada e é aceite a hipótese alternativa, ou seja, os peritos, as mães e os alunos diferem significativamente na identificação das necessidades educativas dos RHLS.

4.4. Conhecimento, atitude e prática de RHLS das raparigas adolescentes

A hipótese nula de que o conhecimento, a atitude e a prática das raparigas adolescentes em matéria de saúde reprodutiva e competências para a vida são fracos foi formulada para testar o CAP em matéria de RHLS. A escala de conhecimentos era composta por 45 itens. A pontuação máxima era de 45 e a mínima de um; a escala de atitudes era composta por 55 itens, com uma pontuação mínima de 55 e máxima de 175. A escala de prática tinha 10 itens, com pontuação mínima de 1 e máxima de 10.

O conhecimento, a atitude e a prática das raparigas adolescentes em matéria de saúde reprodutiva e de competências para a vida são fracos.

4.4.1. Relação entre o conhecimento, a atitude e a prática das raparigas adolescentes em matéria de RHLS

Vários estudos indicaram que o conhecimento ajuda na aquisição de competências para a prática e muda a atitude dos aprendentes a favor da prática.

Tabela 13: Média, desvio padrão e N para as variáveis dependentes

Variáveis dependentes	**Média**	**Desvio Std. Desvio**	**N**
Conhecimentos sobre saúde reprodutiva	21.21	6.946	300
Escala de atitudes	167.53	41.481	300
Prática	4.77	1.705	300

A tabela 13 mostra as pontuações médias e o desvio padrão, o que indica que as pontuações médias da amostra para o conhecimento e a prática do RHLS foram moderadas. As pontuações médias da atitude RHLS foram altas, com um desvio padrão de 41,48. Ou seja, a amostra possuía uma atitude favorável em relação à educação RHLS.

Quadro 14: Correlações múltiplas entre conhecimentos, atitudes e práticas

		Conhecimento	**Atitude**	**Prática**
Conhecimento	Correlação de Pearson	1	** .352	. ** .313
	Sig. (bicaudal)		.000	.000
	N	300	300	300
Atitude	Correlação de Pearson	.352	1	__ ** .177
	Sig. (bicaudal)	.000		.002
	N	300	300	300
Prática	Correlação de Pearson	. ** .313	__ ** .177	1
	Sig. (bicaudal)	.000	.002	
	N	300	300	300

Partiu-se da hipótese de que não haveria relação entre o Conhecimento, a Atitude e a Prática (CAP) das raparigas adolescentes sobre o RHLS. Foi utilizada a estatística inferencial, ou seja, o momento do produto de Pearson "r". Os resultados (tabela 14) indicaram uma relação positiva entre conhecimento e atitude (r=0,352 0,01, p=0,000) e entre conhecimento e prática (r = 0,313 0,01,p= 0,000). Foi observada uma relação positiva significativa entre a atitude e a prática (r = 0,177 0,01, p = 0,002). Esta relação indica que, com o aumento das pontuações numa escala, as pontuações nas outras escalas também aumentam e vice-versa. As relações são significativas ao nível de 0,01, o que indica que são verdadeiras para 99% dos casos. Os resultados não estão de acordo com a hipótese nula, pelo que a hipótese alternativa é aceite e a hipótese nula é rejeitada. Jahnavi G e Patra S R (2009) avaliaram os conhecimentos e a atitude dos alunos do ensino secundário superior relativamente à conceção e ao controlo da população. A maioria dos estudantes (94,4%) tinha conhecimento dos contraceptivos e da sua fácil disponibilidade nas farmácias. 60% consideravam que o preservativo é um contracetivo de emergência. A maioria dos adolescentes está mal informada sobre os contraceptivos e a sua atitude não é favorável no que diz respeito à responsabilidade. Há uma necessidade não satisfeita de conhecimentos e atitudes em matéria de contraceção e controlo da população entre os adolescentes em idade escolar, pelo que é necessária uma intervenção urgente.

Rajani Dhingra et al (2009) realizaram um estudo sobre conhecimentos e práticas relacionados com a menstruação entre raparigas adolescentes tribais (Gujjar). A amostra do estudo era constituída por 200 raparigas com idades compreendidas entre os 13 e os 15 anos. Foram incluídos gujjar nómadas e semi-nómadas. Para a seleção, foi utilizada a técnica de amostragem aleatória e de bola de neve. Os resultados revelaram que as raparigas da amostra não tinham clareza concetual sobre o processo da menstruação antes de começarem a menstruar, o que as levou a enfrentar vários problemas ginecológicos. A fonte de informação mais comum sobre a menstruação para a maioria (83%) das raparigas da amostra eram as amigas. Havia vários tabus socioeconómicos relacionados com a menstruação. O nível de higiene pessoal e de gestão da menstruação era considerado bastante insatisfatório. 98% das raparigas acreditavam que não se devia tomar banho regularmente durante o ciclo menstrual. Todas as raparigas afirmaram seguir estas práticas culturais sem grande questionamento. Os resultados têm implicações para os profissionais envolvidos na melhoria da saúde reprodutiva dos adolescentes, em particular.

4.5. Impacto do Manual Educativo RHLS nas raparigas adolescentes:

A eficácia do manual educativo desenvolvido para ter impacto na educação RHLS foi testada através de uma intervenção educativa numa amostra de 30 raparigas adolescentes. A diferença entre as pontuações do pré e pós-teste do grupo experimental e do grupo de controlo foi testada, como mostra a tabela 15.

Tabela 15 Eficácia do manual educativo sobre RHLS para raparigas adolescentes Média, DP e SEM para os conhecimentos no pré-teste e pós-teste do grupo experimental e do grupo de controlo

		Média	N	Desvio Std. Desvio	Erro Std. Média
Par 1	Pré-teste para o grupo exp	17.10	30	7.256	1.325
	Pós-teste para o grupo exp	41.43	30	1.977	.361
Par 2	Pré-teste para o grupo de controlo	20.23	30	5.905	1.078
	Teste de controlo a posteriori grupo	23.50	30	7.300	1.333

Quadro 16: Diferença entre as pontuações dos grupos experimental e de controlo no pré e pós-teste

Grupo	Conhecimentos RHLS		Diferenças emparelhadas					t	df	Sig. (2tailed)
			Média	SD	Erro Std. Média	Intervalo de confiança de 95% da diferença				
						Inferior	Superior			
Experimental	Par 1	Pré e pós-teste para o grupo exp	-24.333	7.945	1.451	-27.300	-21.367	-16.775**	29	.000
Controlo	Par 2	Pré e pós-teste para grupo de controlo	-3.267	8.598	1.570	-6.477	-.056	-2.081*	29	.046

*Nota: *p é significativo ao nível de 0,05, **p é significativo ao nível de 0,01*

Os resultados da tabela 16 indicam uma diferença significativa nos conhecimentos, sendo a média do pré-teste de 17,1 e a média do pós-teste de 41,43 (t (29) =16,77 0,01, p= 0,000). A média do pré-teste no grupo de controlo foi de 20,23, enquanto a média do pós-teste no grupo de controlo foi de 23,5.

Quadro 17: Diferença entre as pontuações pré e pós-atitude dos grupos experimental e de controlo

Grupo	Atitude RHLS	Média	N	Desvio padrão	Erro Std. Média
Experimental	Pré-teste para o grupo exp	174.00	30	33.468	6.110
Experimental	Pós-teste para o grupo exp	175.07	30	44.022	8.037
Controlo	Pré-teste para o grupo de controlo	177.40	30	16.164	2.951
Controlo	Pós-teste para o grupo de controlo	166.70	30	46.259	8.446

A tabela 17 mostra que não houve diferença significativa na atitude do pré-teste e do pós-teste do grupo experimental. A média do pré-teste, que era de 174, aumentou para 175 no pós-teste. A média do pré-teste do grupo de controlo, que era de 177,4, diminuiu para 166,7 no pós-teste do grupo de controlo.

Isto mostra que a atitude é um domínio que não pode ser alterado ou melhorado num curto período de um mês. Além disso, a atitude é formada ao longo de um período de vários anos através da experiência de vida, da maturidade biológica e mental e de factores ambientais. Por conseguinte, esta poderia ser outra razão para a ausência de alterações significativas na atitude após a intervenção.

Tabela 18: Teste t de amostras emparelhadas que mostra a diferença média, DP, SEM, intervalo de confiança, valor t, df e nível de significância para o pré-teste e o pós-teste do Grupo Experimental e do Grupo de Controlo

	:		Emparelhado Diferenças		t	df	Sig. (bicaudal)
	Média	SD	Std. Erro	Intervalo de confiança de 95% da diferença			

				Média	Inferior	Superior			
Par 1	Pré e pós-teste para o grupo exp	-1.067	50.720	9.260	-20.006	17.872	-.115	29	.909
Par 2	Pré e pós-teste de controlo grupo	10.700	49.287	8.998	-7.704	29.104	1.18 9	29	.244

Tabela 19: Diferença entre as pontuações pré e pós da prática de RHLS do grupo experimental e do grupo de controlo

Grupo	Prática de RHLS	Média	N	Desvio Std. Desvio	Erro Std. Média
Experimental	Pré-teste para o grupo exp	4.23	30	1.977	.361
	Pós-teste para o grupo exp	9.57	30	.728	.133
Controlo	Pré-teste de controlo grupo	5.40	30	1.567	.286
	Pós-teste para o grupo de controlo	4.27	30	1.741	.318

A tabela 19 mostra que se verificou uma diferença significativa na prática; a média do pré-teste do grupo experimental, que era de 4,23, aumentou para 9,5, enquanto a do pré-teste do grupo de controlo, que era de 5,40, diminuiu para 4,27. A diferença no grupo experimental foi (t (29) = 13,868 0,01, p= 0,000).

Tabela 20: Teste t de amostras emparelhadas que mostra a diferença média, DP, SEM, intervalo de confiança, valor t, df e nível de significância para o pré-teste e o pós-teste do grupo experimental e do grupo de controlo

		Diferenças emparelhadas					t	df	Sig. (2tailed)
		Média	SD	Erro Std. Média	Intervalo de confiança de 95% da diferença				
					Inferior	Superior			
Par 1	Pré e pós-teste para o grupo exp	-5.333	2.106	.385	-6.120	-4.547	-13.868**	29	.000
Par 2	Pré e pós-teste para o grupo de controlo	1.133	2.285	.417	.280	1.987	2.716*	29	.011

*Nota: *p é significativo ao nível de 0,05, **p é significativo ao nível de 0,01*

Quadro 21: Diferença entre as pontuações pré e pós-teste das competências de vida do grupo experimental e do grupo de controlo

Grupo		Média	N	Desvio Std. Desvio	Erro Std. Média
Par 1	Pré-teste para o grupo exp	80.30	30	28.724	5.244
	Pós-teste para o grupo exp	110.50	30	14.959	2.731

Par 2	Pré-teste para o grupo de controlo	89.40	30	10.444	1.907
	Pós-teste para o grupo de controlo	88.93	30	11.344	2.071

A tabela 21 mostra que foi observada uma diferença significativa no domínio das competências para a vida. A média do pré-teste do grupo experimental, que era de 80,30, aumentou para 110,50, enquanto a média do pré-teste do grupo de controlo, que era de 89,40, diminuiu para 88,93.

Tabela 22: Teste t de amostras emparelhadas que mostra a diferença média, DP, SEM, intervalo de confiança, valor t, df e nível de significância para o pré-teste e o pós-teste do Grupo Experimental e do Grupo de Controlo

Grupo		**Diferenças emparelhadas**					**t**	**df**	**Sig. (2tailed)**
		Média	**SD**	**Erro Std. Média**	**Intervalo de confiança de 95% da diferença**				
					Inferior	**Superior**			
Par 1	Pré e pós-teste para o grupo exp	-30.200	32.637	5.959	-42.387	-18.013	-5.068**	29	.000
Par 2	Pré e pós-teste para o grupo de controlo	.467	13.821	2.523	-4.694	5.627	.185	29	.855

*Nota: *p é significativo ao nível de 0,05, **p é significativo ao nível de 0,01*

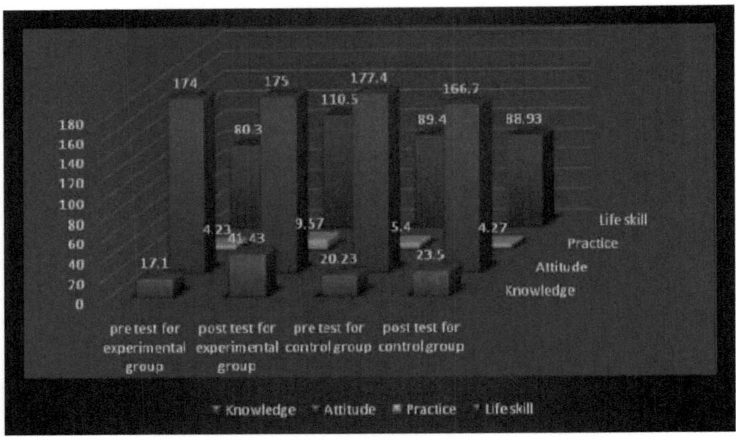

Figura 14: Diagrama de barras que mostra as pontuações médias do conhecimento, da atitude, da prática e da aptidão para a vida do grupo experimental e do grupo de controlo no pré-teste e no pós-teste

A diferença no grupo experimental foi (t(29)= 5,068 0,01;p=0,000). Os resultados mostram que houve uma mudança significativa nas pontuações de conhecimentos, práticas e aptidões para a vida após a intervenção, ao passo que não se registou qualquer mudança na Atitude. A comparação das pontuações antes e depois do teste para o grupo de controlo revela que as pontuações mudaram significativamente para conhecimentos e práticas, mas não para atitudes e competências para a vida. Isto pode dever-se ao intervalo de tempo e à aprendizagem de outras formas ou a variáveis de confusão. Os resultados não apoiam totalmente a hipótese. Por conseguinte, a hipótese nula é parcialmente aceite e parcialmente rejeitada, o que indica que o manual educativo desenvolvido sobre a RHLS para raparigas adolescentes é eficaz para provocar uma mudança significativa nos conhecimentos, na prática e nas competências para a vida. A hipótese alternativa, ou seja, que o manual educativo desenvolvido sobre a RHLS para raparigas adolescentes é eficaz, é aceite.

Etuk SJ et al e Ozvaris SB, et al (2004) sublinharam a necessidade da educação sexual e que os centros de educação podem desempenhar um papel importante na satisfação das necessidades de saúde sexual e reprodutiva dos adolescentes. É importante perceber os problemas e as questões e tomar medidas adequadas para melhorar os conhecimentos e a atitude dos adolescentes em matéria de saúde reprodutiva, competências para a vida e comportamento sexual responsável, com o objetivo de prevenir os muitos e graves problemas de saúde.

4.6. O estado nutricional das raparigas adolescentes

A adolescência é um período de rápido crescimento linear, alteração da composição corporal, maturação reprodutiva e desenvolvimento psicossocial. As necessidades de nutrientes aumentam para satisfazer as exigências do crescimento e do desenvolvimento. Existem diferenças significativas entre os géneros no momento e na taxa do pico de crescimento linear, da puberdade e do desenvolvimento sexual, o que resulta em necessidades nutricionais divergentes. O crescimento e o desenvolvimento normais são influenciados pelo estado nutricional, uma vez que as hormonas responsáveis pelo crescimento linear, a alteração da composição corporal e o desenvolvimento sexual são regulados pela nutrição. A ingestão de alimentos durante a adolescência é influenciada por factores psicossociais; os pares e a cultura popular, incluindo os meios de comunicação social e a publicidade, afectam significativamente os padrões alimentares (Pamela S. Hinton2009).

O Índice de Massa Corporal das raparigas adolescentes foi avaliado e comparado com os valores do IMC, da idade e do sexo específicos para crianças e adolescentes (cole, 2000)

Tabela 23: Estatísticas descritivas - Média, DP e N para o índice de massa corporal e a frequência de consumo da amostra

	Média	**Desvio Std. Desvio**	**N**
IMC	19.24	3.709	300
Frequência de consumo	22.41	3.562	300

O Índice de Massa Corporal médio da amostra foi de 19,24, o que é normal, uma vez que se situa entre os percentis 5th e 85th . Os valores da frequência da ingestão de alimentos foram de 22,41, o que indica uma ingestão moderada de diferentes alimentos.

Quadro 24: Correlação entre o IMC e a frequência de consumo

		IMC	Frequência de consumo
IMC	Pearson Correlação	1	.083
	Sig. (bicaudal)		.152
	N	300	300
Frequência de consumo	Pearson Correlação	.083	1
	Sig. (bicaudal)	.152	
	N	300	300

A tabela 24 mostra que não existe correlação entre o IMC e o IAF da amostra.

O estado nutricional das raparigas adolescentes foi avaliado através do Índice de Massa Corporal (calculado a partir do peso e da altura das raparigas adolescentes); a distribuição da amostra de acordo com o seu IMC e a frequência de consumo de alimentos é apresentada na Figura 15 e na Figura 16.

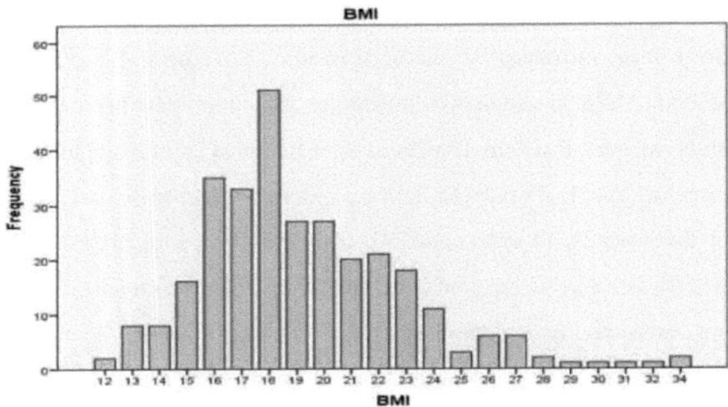

Figura 15: Diagrama de barras do IMC da amostra

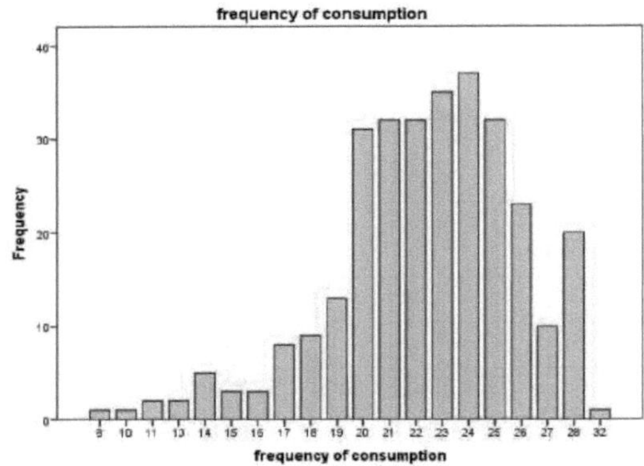

Figura 16: Diagrama de barras para a frequência de consumo de alimentos

Tabela 25: Frequência de ingestão de alimentos da amostra

Categoria		Frequência	Percentagem	Percentagem acumulada
	Média	28	9.3	9.3
	Bom	89	29.7	39.0
	Moderado	163	54.3	93.3
	Pobres	20	6.7	100.0
	Total	300	100.0	

A tabela 25 e a figura 17 indicam que a maioria (54,3%) das raparigas tinha uma pontuação FFI moderada (pontuação FFI= 20 a 24), seguida de 29,7% da amostra com uma pontuação boa (pontuação FFI= 25 a 28) e apenas uma pequena percentagem da amostra tinha pontuações FFI médias e fracas. Quase toda a amostra era constituída por estudantes diurnos que viviam com as suas famílias. O FFI destas raparigas adolescentes pode dever-se à escolha dos alimentos que consomem. A educação nutricional destas raparigas adolescentes pode melhorar o seu IAF de alimentos valiosos.

Frequência da ingestão de alimentos

A frequência da ingestão de alimentos das raparigas adolescentes foi avaliada através da atribuição de pontuações Diariamente - 4, Semanalmente - 3, Mensalmente - 2, Ocasionalmente - 1 e Nunca - 0. Assim, a pontuação máxima foi de 28 por semana e a pontuação mínima foi de 15.

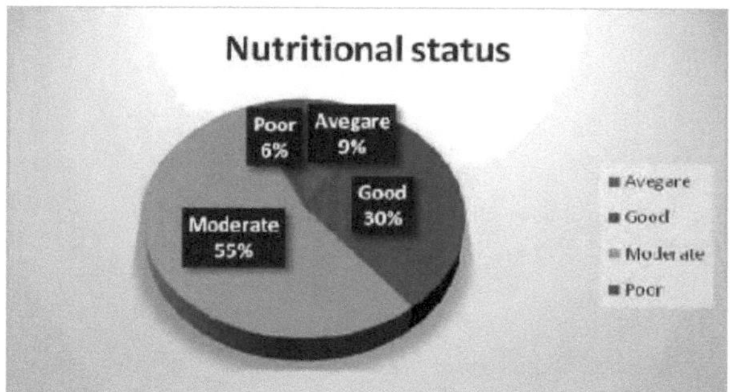

Figura 17: Frequência da ingestão de alimentos

Partiu-se da hipótese de que o estado nutricional da amostra é mau. Foram utilizadas estatísticas descritivas, diagramas de barras e gráficos de pizza, bem como estatísticas inferenciais, correlação de Pearson. A maioria da amostra situava-se no IMC entre 15 e 24, sendo o intervalo do IMC de 12 o limite inferior e de 34 o limite superior na amostra de 300 participantes. A maioria dos participantes situou-se entre 17 e 28 no que respeita à frequência de consumo, sendo o limite inferior 8 e o limite superior 32. A tabela cruzada para o estado nutricional mostra que 9,3% (28) da amostra tinham um estado nutricional médio, 29,7% (89) dos participantes tinham um bom estado nutricional, 54,3% (163) tinham um estado nutricional moderado e 6,7% (20) tinham um estado nutricional mau. Não se registou uma relação significativa entre o IMC e a frequência de consumo. Isto revela que existem outros factores significativos, como os factores ambientais e a atividade física, que contribuem para o IMC de um indivíduo. As estatísticas descritivas sugerem que o estado nutricional da amostra é mau, o que apoia a hipótese nula. Por conseguinte, a hipótese alternativa - o estado nutricional da amostra é bom - é rejeitada.

4.7. Estado geral de saúde das raparigas adolescentes:

Os problemas gerais de saúde enfrentados pelas raparigas adolescentes durante o último ano foram avaliados através da recolha de dados sobre a frequência de ocorrência de cada problema de saúde, que são apresentados nas Figuras 18a, 18b e 18c. Estas figuras mostram as doenças e a frequência de ocorrência.

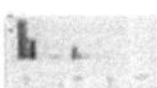

Figura 18a: Frequência dos problemas de saúde enfrentados pela amostra num ano Relação entre estado geral de saúde, doenças menores e tratamento utilizado

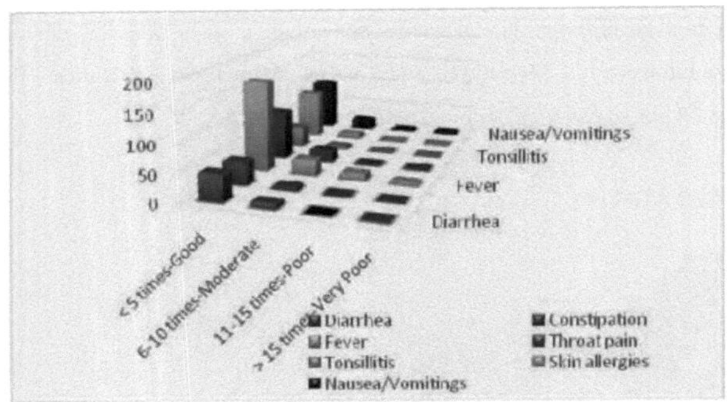

Figura 18b

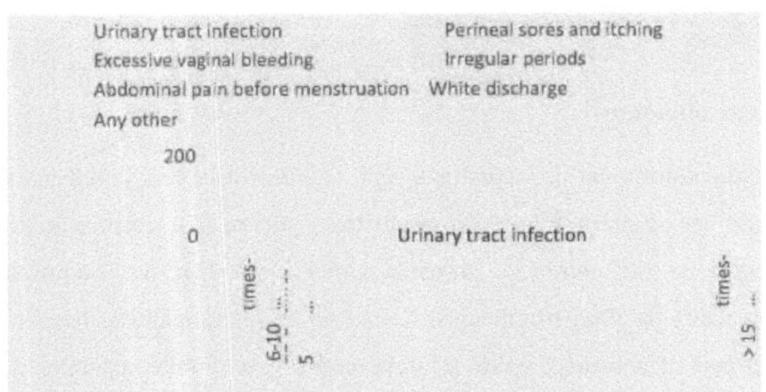

Figura 18c

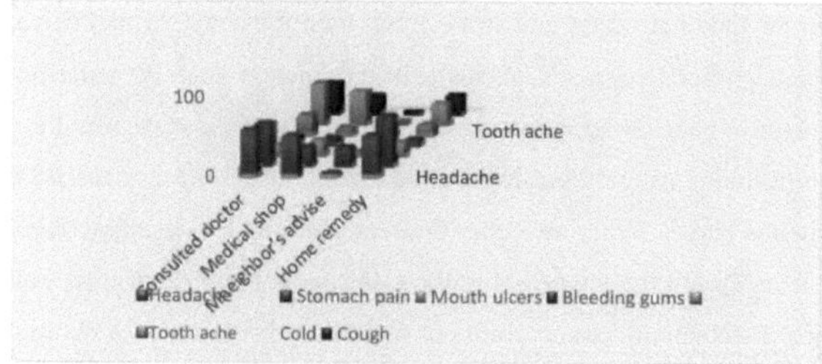

Figura 19a Tratamento utilizado pela amostra para problemas de saúde

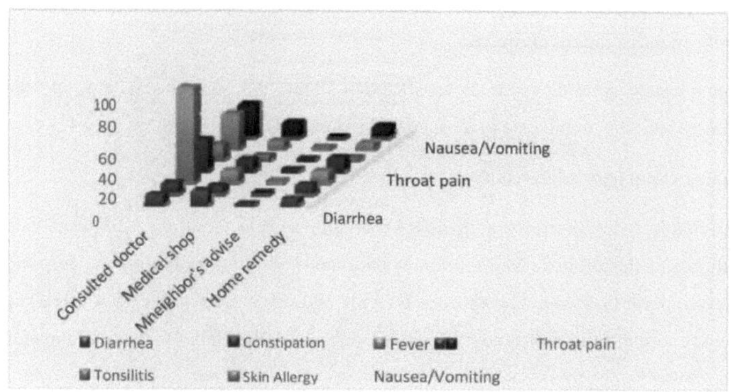

Figura 19b Tratamento utilizado pela amostra para problemas de saúde

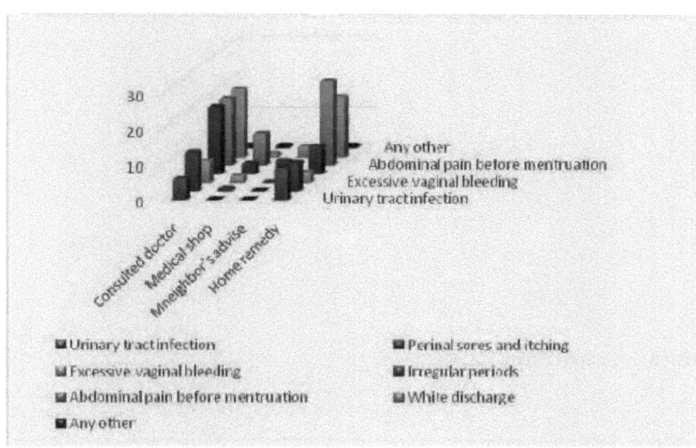

Figura 19c Tratamento utilizado pela amostra para problemas de saúde

As figuras 19a, 19b, 19c mostram o tratamento utilizado pelas adolescentes durante um ano (anterior)

Partiu-se da hipótese de que o estado de saúde geral da amostra é mau. Para a estatística descritiva, foram utilizados diagramas de barras e gráficos de pizza. A maioria da amostra teve de enfrentar sintomas gerais de saúde menos de 5 vezes por ano. No domínio da saúde sexual e reprodutiva, a maioria das participantes teve sintomas como períodos irregulares, dores abdominais antes da menstruação e corrimento branco. Outros sintomas menos graves foram infecções do trato urinário, feridas no períneo, comichão e hemorragia vaginal excessiva. Para o tratamento, a maioria das participantes consultou um médico, seguido de um remédio caseiro. Também poucas optaram por conselhos de vizinhos. A maioria das participantes consultou um médico por causa de dores de cabeça, dores de estômago, constipação e febre. No domínio da RH, a maioria dos participantes recorreu a um remédio caseiro em vez de uma consulta médica. Este facto pode dever-se à consciência de que a menstruação é uma fisiologia normal do sistema reprodutor e de que os problemas que lhe estão associados devem ser enfrentados com uma visão madura do seu crescimento e desenvolvimento.

Os gráficos revelam que o estado geral de saúde da amostra não é mau, pelo que se rejeita a hipótese nula e se aceita a alternativa, ou seja, que o estado de saúde da amostra é bom.

4.8. Atividade física das raparigas adolescentes:

A prática regular de atividade física promove adaptações metabólicas que facilitam a regulação do balanço energético e adiposo. Estes efeitos são importantes para um melhor controlo do peso corporal no indivíduo obeso e devem permitir-lhe envolver menos o tecido adiposo nesta regulação. A atividade física favorece um balanço energético e lipídico negativo, sobretudo se as actividades forem prolongadas e vigorosas.

Os dados sobre a atividade física das raparigas adolescentes foram recolhidos e apresentados nas Figuras 20a, 20b e 20c. Estas figuras mostram o tipo de atividade física praticada pelas raparigas adolescentes.

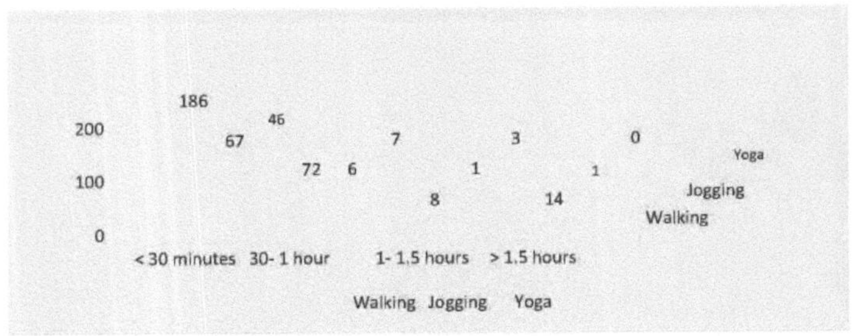

Figura 20a Atividade física das raparigas adolescentes

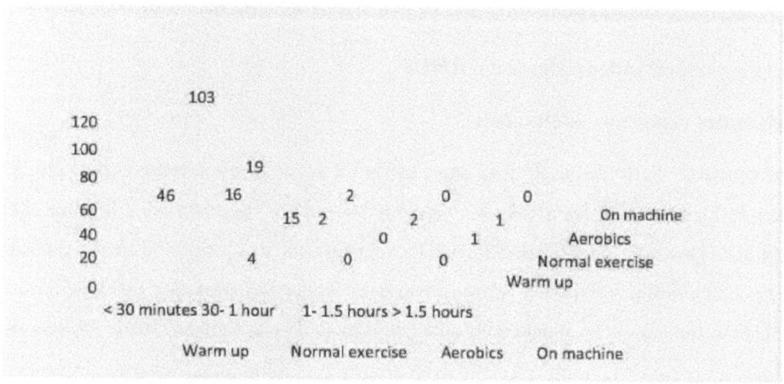

Figura 20b Atividade física das raparigas adolescentes

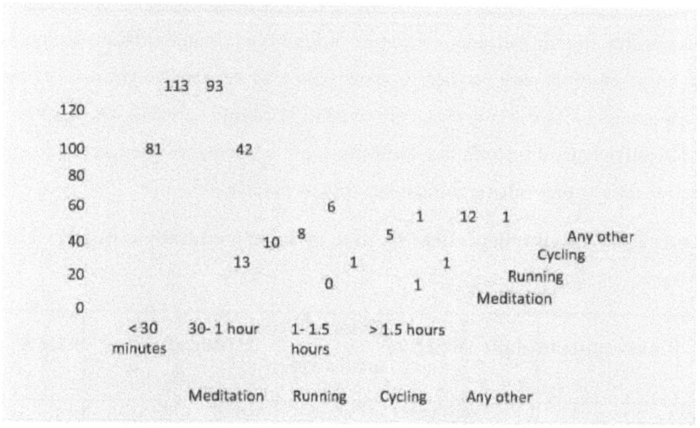

Figura 20c Atividade física das raparigas adolescentes

Partiu-se da hipótese de que a atividade física da amostra é fraca. Foram utilizadas estatísticas descritivas e diagramas de barras. Como se pode ver nas figuras 20a a 20c, a maioria dos inquiridos, 186 de uma amostra de 300, praticava atividade física, como caminhar durante menos de 30 minutos, enquanto 103 deles faziam exercício normal durante menos de 30 minutos; 113 deles faziam exercício de corrida durante menos de 30 minutos, 93 deles praticavam ciclismo e 81 deles meditação. Por conseguinte, é evidente, a partir dos valores dos diagramas de barras, que a maioria das amostras praticava atividade física durante menos de 30 minutos, o que sugere que a atividade física da amostra é fraca. Por conseguinte, a hipótese nula é aceite.

A obesidade, o excesso de peso, a obesidade central e o comportamento sedentário coexistem com a subnutrição e tornaram-se um problema público nas cinco cidades da Índia. A prevalência da obesidade e do comportamento sedentário foi significativamente maior em Trivandrum, Calcutá e Bombaim do que em Moradabad e Nagpur. O comportamento sedentário foi significativamente associado à obesidade em comparação com indivíduos não obesos em ambos os sexos, o que pode dever-se a um maior desenvolvimento económico nas cidades metropolitanas (Singh RB, et al., 2007).

4.9. Associação entre a variável independente e o RHLS

necessidades educativas das raparigas adolescentes

As necessidades, conhecimentos, atitudes e práticas em matéria de saúde reprodutiva e competências para a vida podem ser influenciadas pelas variáveis relacionadas com a vida pessoal e familiar das raparigas adolescentes. Estas incluem: idade, religião, educação, profissão dos pais, rendimento mensal familiar, tamanho e tipo de família. Os dados sobre as variáveis independentes que influenciam as variáveis dependentes serão mais úteis no planeamento de programas de intervenção. Isto é, utilizar as variáveis que mais contribuem para melhorar o CAP da amostra ou para ultrapassar a variável que está a afetar a aquisição do CAP da amostra no RHLS.

Foi colocada a hipótese de não haver associação entre as variáveis independentes e as necessidades educativas de RH e LS da amostra. Foram utilizadas estatísticas inferenciais como o produto Moment r de Pearson e a regressão linear múltipla para verificar a associação e as previsões significativas das variáveis. A idade média da amostra foi de 16,64 anos, com um desvio padrão de 0,742. Os resultados mostram uma relação significativa entre a maioria das variáveis e, por conseguinte, foi efectuada uma análise de regressão para descobrir as previsões significativas para as variáveis.

Tabela 26: Associação entre as variáveis independentes e as necessidades educativas de RH e LSE das raparigas adolescentes

		Conhecimento	Idade	Religião	Competências para a vida	Atitude	Prática	RHLS
Pearson Correlação	Conhecimento	1.000	-.153	-.331	.547	.352	.313	.106
	Idade	-.153	1.000	.221	-.047	-.185	-.063	-.077
	Religião	-.331	.221	1.000	-.134	-.178	-.048	-.080
	Competências para a vida	.547	-.047	-.134	1.000	.356	.425	.196
	Atitude	.352	-.185	-.178	.356	1.000	.177	.419
	Prática	.313	-.063	-.048	.425	.177	1.000	.022
	RHLS	.106	-.077	-.080	.196	.419	.022	1.000
Sig. (unicaudal)	Conhecimento		.004	.000	.000	.000	.000	.033
	Idade	.004		.000	.211	.001	.137	.093
	Religião	.000	.000		.010	.001	.206	.083
	Competências	.000	.211	.010		.000	.000	.000

	para a vida							
	Atitude	.000	.001	.001	.000		.001	.000
	Prática	.000	.137	.206	.000	.001		.350
	RHLS	.033	.093	.083	.000	.000	.350	
N	Conhecimento	300	300	300	300	300	300	300
	Idade	300	300	300	300	300	300	300
	Religião	300	300	300	300	300	300	300
	Competências para a vida	300	300	300	300	300	300	300
	Atitude	300	300	300	300	300	300	300
	Prática	300	300	300	300	300	300	300
	RHLS	300	300	300	300	300	300	300

4.10. Associação entre as variáveis independentes - idade e conhecimento, atitude e prática das raparigas adolescentes em matéria de SRLS As raparigas adolescentes, à medida que crescem, aprendem as competências relacionadas com a prática da saúde reprodutiva. Aprender as competências corretas, com conhecimentos científicos, é importante para ultrapassar os mitos e conhecer os factos. Desaprender práticas falsas também é importante, o que exige uma atitude positiva em relação aos conhecimentos e às competências. Por conseguinte, a idade do aluno deve ser tida em conta ao planear um programa de intervenção educativa.

Tabela 27: Resumo do modelo para preditores significativos de conhecimento

Modelo	**R**	**R Quadrado**	**Quadrado R ajustado**	**Erro Std. da Estimativa**	**Alterar estatísticas**				
					R Quadrado Variação	**F Mudança**	**df1**	**df2**	**Sig. F Variação**
1	.547[a]	.299	.297	5.824	.299	127.228	1	298	.000
2	.606[b]	.367	.363	5.545	.068	31.699	1	297	.000
3	.620[c]	.384	.378	5.477	.018	8.488	1	296	.004

a. Preditores: (Constante), Habilidade de vida

b. Preditores: (Constante), Habilidade de vida, Religião

c. Preditores: (Constante), Capacidade de vida, Religião, Atitude

d. Variável dependente: conhecimentos

Para a variável conhecimento, o resumo do modelo descrito mostrou que a habilidade de vida sozinha previu 29,9% da variância, e a religião do participante previu 36,7% da variância, e a habilidade de vida, a religião e a atitude previram 38,4% da variância. Outras variáveis que foram removidas devido à sua insignificância foram idade, atitude, prática e RHLS

Vijay, Mamgulkar, Mulaje (2014) efectuaram um estudo para avaliar os conhecimentos de base e a atitude dos adolescentes em idade escolar sobre saúde reprodutiva. O estudo também investigou o efeito da intervenção audiovisual de educação para a saúde nos conhecimentos e nas capacidades de tomada de decisão dos adolescentes em idade escolar sobre saúde reprodutiva. Verificou-se que a maioria dos estudantes desconhecia os órgãos reprodutivos humanos, os modos de transmissão do VIH e o prognóstico da SIDA.

Os resultados sugerem que os conhecimentos relativos à saúde reprodutiva aumentaram significativamente após a educação para a saúde.

Tabela 28: Resumo da ANOVA

Modelo		**Soma de quadrados**	**df**	**Quadrado médio**	**F**	**Sig.**
1	Regressão	4315.589	1	4315.589	127.228	.000[b]
	Residual	10108.181	298	33.920		
	Total	14423.770	299			
2	Regressão	5290.412	2	2645.206	86.017	.000[c]
	Residual	9133.358	297	30.752		
	Total	14423.770	299			
3	Regressão	5545.016	3	1848.339	61.620	.000[d]
	Residual	8878.754	296	29.996		
	Total	14423.770	299			

a. Variável dependente: conhecimentos

b. Preditores: (Constante), Habilidade de vida

c. Preditores: (Constante), Capacidade de vida, Religião

d. Preditores: (Constante), Capacidade de vida, Religião, Atitude

Tabela 29: Coeficientes dos preditores de conhecimento

Modelo	**Coeficientes não**	**Coeficientes**	**t**	**Sig.**	**95,0% Intervalo de confiança**	**Correlações**

		padronizados		padronizados			para B				
		B	Std. Erro	Beta			Inferior Ligado	Limite superior	Ordem zero	Parcial	Parte
1	(Constante)	2.635	1.681		1.568	.118	-.673	5.943			
	Competências de vida	.214	.019	.547	11.280	.000	.176	.251	.547	.547	.547
2	(Constante)	7.770	1.842		4.218	.000	4.145	11.394			
	Competências de vida	.200	.018	.512	10.986	.000	.164	.236	.547	.538	.507
	Religião	- 2.039	.362	-.262	-5.630	.000	-2.752	-1.327	-.331	-.311	-.260
3	(Constante)	5.106	2.036		2.508	.013	1.099	9.113			
	Competências de vida	.181	.019	.463	9.463	.000	.143	.219	.547	.482	.432
	Religião	- 1.891	.361	-.243	-5.233	.000	-2.602	-1.180	-.331	-.291	-.239
	Atitude	.024	.008	.144	2.913	.004	.008	.040	.352	.167	.133

a. Variável dependente: conhecimentos

Tabela 30: Resumo do modelo para preditores significativos de atitude

Modelo	R	R Quadrado	Quadrado R ajustado	Erro Std. do Estimativa	Alterar estatísticas				
					R Quadrado Variação	F Mudança	df1	df2	Sig. F Variação
1	.419[a]	.175	.173	37.731	.175	63.383	1	298	.000
2	.521[b]	.271	.266	35.534	.096	38.991	1	297	.000
3	.538[c]	.289	.282	35.152	.018	7.490	1	296	.007
4	.550[d]	.303	.293	34.870	.014	5.813	1	295	.017

a. Preditores: (Constante), RHLS

b. Preditores: (Constante), RHLS, conhecimento

c. Preditores: (Constante), RHLS, conhecimento, Habilidade de vida

d. Preditores: (Constante), RHLS, conhecimento, Habilidade de vida, Idade

e. Preditores: (Constante), RHLS, conhecimento, Habilidade de vida, Idade

Para as variáveis de atitude, o RHLS sozinho previu 17,5% da variância, o RHLS e o conhecimento previram 27,1% da variância, o RHLS, o conhecimento e o LS previram 28,9% da variância e o modelo final com RHLS, conhecimento, LS e idade previu 30,3% da variância. As variáveis insignificantes que foram retiradas do modelo foram a religião e a prática.

Tabela 31: Resumo da ANOVA

Modelo		Soma de quadrados	df	Quadrado médio	F	Sig.
1	Regressão	90234.932	1	90234.932	63.383	.000[b]
	Residual	424247.798	298	1423.650		
	Total	514482.730	299			
2	Regressão	139467.711	2	69733.856	55.227	.000[c]
	Residual	375015.019	297	1262.677		
	Total	514482.730	299			
3	Regressão	148722.880	3	49574.293	40.119	.000[d]
	Residual	365759.850	296	1235.675		
	Total	514482.730	299			
4	Regressão	155790.567	4	38947.642	32.032	.000[e]
	Residual	358692.163	295	1215.906		
	Total	514482.730	299			

a. Variável dependente: atitude

b. Preditores: (Constante), RHLS

c. Preditores: (Constante), RHLS, conhecimento

d. Preditores: (Constante), RHLS, conhecimento, Habilidade de vida

e. Preditores: (Constante), RHLS, conhecimento, Habilidade de vida, Idade

Tabela 32: Coeficientes de Preditores de Atitude

Modelo	Coeficientes não padronizados	Coeficientes padronizados	t	Sig.	95,0% Intervalo de confiança para B	Correlações

		B	Erro Std.	Beta			Inferior Ligado	Limite superior	Ordem zero	Parcial	Parte
1	(Constante)	88.150	10.206		8.637	.000	68.065	108.235			
	RHLS	.440	.055	.419	7.961	.000	.331	.549	.419	.419	.419
2	(Constante)	55.008	10.980		5.010	.000	33.401	76.616			
	RHLS	.405	.052	.386	7.742	.000	.302	.508	.419	.410	.384
	conhecimento	1.858	.298	.311	6.244	.000	1.272	2.444	.352	.341	.309
3	(Constante)	37.301	12.643		2.950	.003	12.421	62.182			
	RHLS	.382	.053	.363	7.265	.000	.278	.485	.419	.389	.356
	conhecimento	1.342	.350	.225	3.837	.000	.654	2.030	.352	.218	.188
	Competências para a vida	.379	.138	.162	2.737	.007	.106	.651	.356	.157	.134
4	(Constante)	150.680	48.670		3.096	.002	54.896	246.464			
	RHLS	.373	.052	.355	7.138	.000	.270	.475	.419	.384	.347
	conhecimento	1.213	.351	.203	3.455	.001	.522	1.903	.352	.197	.168
	Competências para a vida	.397	.138	.170	2.889	.004	.127	.668	.356	.166	.140
	Idade	-6.649	2.758	-.119	-2.411	.017	-12.076	-1.221	-.185	-.139	-.117

a. Variável dependente: atitude

Tabela 33: Resumo do modelo para preditores significativos da prática

Modelo	R	R Quadrado	Quadrado R ajustado	Erro Std. da Estimativa	Alterar estatísticas				
					R Quadrado Variação	F Mudança	df1	df2	Sig. F Variação
1	.425[a]	.180	.178	1.547	.180	65.598	1	298	.000

a. Preditores: (Constante), Habilidade de vida

b. Variável dependente: prática

Tabela 34: Resumo da ANOVA

Modelo		Soma de quadrados	df	Quadrado médio	F	Sig.
1	Regressão	156.900	1	156.900	65.598	.000b
	Residual	712.767	298	2.392		
	Total	869.667	299			

a. Variável dependente: prática

b. Preditores: (Constante), Habilidade de vida

Para a variável prática, as competências para a vida foram consideradas o único fator de previsão significativo, com 18,0% da variância. Outras variáveis, como idade, religião, atitude, conhecimento e RHLS, foram retiradas do modelo, uma vez que não tiveram qualquer contribuição significativa.

Aparna e Raakhee (2011) efectuaram um estudo sobre a educação em competências de vida para adolescentes: a sua relevância e importância. O estudo mostrou que a adolescência é um período em que as capacidades intelectuais, físicas e todas as capacidades são muito elevadas, mas as suas actividades e comportamentos anti-sociais estão a deteriorar todas as suas capacidades e estão a tornar-se um fardo para a sociedade. A formação em competências para a vida, através da inculcação da educação para as competências para a vida, ajudará os nossos adolescentes a ultrapassarem essas dificuldades na vida. A educação para as competências de vida pode servir de remédio para os problemas, uma vez que ajuda os adolescentes a levar uma vida melhor. Por conseguinte, a educação para as competências para a vida é uma necessidade da sociedade e todos os sistemas educativos devem incluir no seu currículo a educação para as competências para a vida, uma vez que esta é capaz de produzir comportamentos positivos em termos de saúde, relações interpessoais positivas e bem-estar dos indivíduos.

Tabela 35: Coeficientes dos Preditores da Prática

Modelo	Não padronizado Coeficientes		Normalizado Coeficientes	t	Sig.	95.0% Confiança Interva para B		Correlações		
	B	Erro Std.	Beta			Inferior Ligado	Limite superior	Ordem zero	Parcial	Parte
1 (constante)	1.225	.446		2.744	.006	.347	2.103			
Competências para a vida	.041	.005	.425	8.099	.000	.031	.051	.425	.425	.425

a. Variável dependente: prática

Tabela 36: Resumo do modelo para preditores significativos de competências de vida

Modelo	R	R Quadrado	Quadrado R ajustado	Erro Std. da Estimativa	Alterar estatísticas				
					R Quadrado Variação	F Mudança	dfl	df2	Sig. F Variação
1	.547[a]	.299	.297	14.915	.299	127.228	1	298	.000
2	.609[b]	.371	.366	14.159	.071	33.655	1	297	.000
3	.628[c]	.395	.389	13.908	.024	11.819	1	296	.001

a. Preditores: (Constante), conhecimento

b. Preditores: (Constante), conhecimento, prática

c. Preditores: (Constante), conhecimento, prática, atitude

d. Variável dependente: Competência de vida

Para as variáveis; competências para a vida, o conhecimento previu 29,9% da variação. O conhecimento e a prática previram 37,1% da variação e o conhecimento, a prática e a atitude previram 39,5% da variação. A idade, a religião e a RHLS não foram factores de previsão significativos da LS, pelo que foram retirados do modelo.

R. Dinesh e Dr. R. Belinda (2014) efectuaram um estudo para avaliar a importância da educação em competências para a vida para os jovens. Os resultados revelaram que é necessário envidar esforços para permitir a educação do aluno de uma forma mais abrangente, fornecendo o conteúdo correto sobre a educação em competências para a vida através da utilização mais viável de estratégias para o grupo de adolescentes. Isto pode fazer com que as nossas mentes jovens actuais ajam de acordo com as exigências da sociedade e dos indivíduos.

A Dra. Sandhya Khera e Shivani Khosla realizaram um estudo sobre as competências essenciais dos adolescentes em relação ao seu autoconceito, desenvolvido através do programa Life Skill da escola yuva, com dois objectivos.

1. Descobrir a relação entre o autoconceito do adolescente e as suas competências essenciais para a vida afectiva. Após a análise e a interpretação dos dados, verificou-se que existe uma correlação positiva entre o autoconceito do adolescente e as suas competências essenciais para a vida afectiva.

2. O segundo objetivo era descobrir a relação entre o padrão de autoconceito dos adolescentes e as suas competências cognitivas essenciais para a vida. Após a análise e a interpretação dos dados, verificou-se que existia uma correlação positiva entre o autoconceito e as competências cognitivas essenciais para a vida. Assim, os adolescentes com um bom autoconceito melhoraram significativamente as suas competências essenciais afectivas e cognitivas para a vida através do programa YUVA Scholl Life Skills.

Tabela 37: Resumo da ANOVA

Modelo	Soma de quadrados	df	Quadrado médio	F	Sig.
Regressão	28301.487	1	28301.487	127.228	.000[b]
Residual	66289.109	298	222.447		
Total	94590.597	299			
Regressão	35048.514	2	17524.257	87.412	.000[c]
Residual	59542.083	297	200.478		
Total	94590.597	299			
Regressão	37334.639	3	12444.880	64.337	.000[d]
Residual	57255.958	296	193.432		
Total	94590.597	299			

a. Variável dependente: Competência de vida

b. Preditores: (Constante), conhecimento

c. Preditores: (Constante), conhecimento, prática

d. Preditores: (Constante), conhecimento, prática, atitude

Tabela 38: Coeficientes de Preditores de Competências de Vida

Modelo		Coeficientes não padronizados		Coeficientes padronizados	t	Sig-	95,0% Intervalo de confiança para B		Correlações		
		B	Erro Std.	Beta			Inferior Ligado	Limite superior	Ordem zero	Parcial	Parte
1	(Constante)	57.253	2.771		20.660	.000	51.800	62.707			
	conhecimento	1.401	.124	.547	11.280	.000	1.156	1.645	.547	.547	.547
2	(Constante)	48.052	3.072		15.642	.000	42.006	54.097			
	conhecimento	1.176	.124	.459	9.471	.000	.931	1.420	.547	.482	.436
	prática	2.932	.505	.281	5.801	.000	1.938	3.927	.425	.319	.267
3	(Constante)	39.675	3.878		10.230	.000	32.042	47.308			
	conhecimento	1.035	.129	.404	8.052	.000	.782	1.288	.547	.424	.364
	prática	2.804	.498	.269	5.631	.000	1.824	3.784	.425	.311	.255

	atitude	.071	.021	.167	3.438	.001	.031	.112	.356	.196	.155

a. Variável dependente: Competência de vida

Tabela 39: Resumo do modelo para preditores significativos de RHLS

Modelo	R	R Quadrado	Quadrado R ajustado	Erro Std. da Estimativa	Alterar estatísticas				
					R Quadrad	F Mudança	df1	df2	Sig. F Variação
1	.419[a]	.175	.173	35.910	.175	63.383	1	298	.000

a. Preditores: (Constante), atitude

b. Variável Dependente: RHLS

Tabela 40: Resumo da ANOVA

Modelo		Soma de quadrados	df	Quadrado médio	F	Sig.
1	Regressão	81735.738	1	81735.738	63.383	.000[b]
	Residual	384288.059	298	1289.557		
	Total	466023.797	299			

a. Variável Dependente: RHLS

b. Preditores: (Constante), atitude

Para a variável RHLS apenas a atitude foi o preditor significativo com 17,5% da variância. As outras variáveis idade, religião, conhecimento, prática e LS foram removidas do modelo, pois não contribuíram significativamente.

Tabela 41: Coeficientes de Preditores do RHLS

Modelo		Coeficientes não padronizados		Coeficientes padronizados	t	Sig.	95,0% Intervalo de confiança para B		Correlações		
		B	Erro Std.	Beta			Inferior Ligado	Superior Ligado	Ordem zero	Parcial	Parte
1	(Constante)	113.622	8.640		13.151	.000	96.619	130.625			
	atitude	.399	.050	.419	7.961	.000	.300	.497	.419	.419	.419

4.11 Associação entre variáveis independentes e CAP das raparigas adolescentes no RHLS.

Hoorn et al;(2014) realizaram um estudo sobre a influência dos pares no comportamento pró-social na adolescência. Este estudo examinou a influência dos pares no comportamento pró-social de adolescentes de 12 a 16 anos (N=197). Os participantes receberam feedback manipulado dos pares sobre um subconjunto de decisões. Os resultados indicam uma interação significativa entre a condição de feedback (pró-social, antissocial ou sem feedback) e as escolhas de atribuição: o comportamento pró-social aumentou após o feedback pró-social e diminuiu após o feedback antissocial. Estes resultados apoiam a ideia de que a influência dos pares cria não só vulnerabilidades, mas também oportunidades para um desenvolvimento pró-social saudável e para a aprendizagem do ajustamento social.

Tabela 42: Média, DP e N para Idade, Conhecimento, Atitude e Prática

	Média	Desvio Std. Desvio	N
Idade	16.64	.742	300
Conhecimento	21.21	6.946	300
Atitude	167.53	41.481	300
Prática	4.77	1.705	300

Tabela 43: Correlação entre Idade e Conhecimento, Atitude e Prática

		Idade	Conhecimento	Atitude	Prática
Idade	Correlação de Pearson	1	-.153	-.185**	-.063
	Sig. (bicaudal)		.008	.001	.274
	N	300	300	300	300

*. A correlação é significativa ao nível de 0,05 (bicaudal)

**. A correlação é significativa ao nível de 0,01 (bicaudal).

Partiu-se da hipótese de que não existe uma associação entre as variáveis independentes e o conhecimento, a atitude e a prática (CAP) das raparigas adolescentes em relação à RHLS. Foi utilizada a técnica estatística inferencial, ou seja, o momento de produto de Pearson "r", para encontrar a relação. Foi observada uma relação significativa entre a idade e o conhecimento (r= 0,153, ≤0,05 p= 0,008) entre a idade e a atitude (r= 0,185, ≤ 0,01 p= 0,001).

Kibert (2009) efectuou um estudo para avaliar os conhecimentos, atitudes e práticas em matéria de saúde reprodutiva entre estudantes do ensino secundário em Bihar Dar, na Etiópia. Os dados foram recolhidos através de um questionário auto-administrado e de uma discussão em grupo. O estudo indica que os jovens se envolvem em relações sexuais numa idade precoce sem proteção ou com métodos não convencionais inseguros. Não se registou uma diferença significativa entre as variáveis demográficas e a utilização de contraceptivos na primeira relação sexual. O nível de escolaridade dos inquiridos foi a única variável demográfica que teve uma associação significativa com a experiência sexual (p<0,05).

Tabela 44: Média, DP e N para idade e competências de vida

	Média	Desvio Std. Desvio	N
Idade	16.64	.742	300
Competências para a vida	86.96	17.786	300

Tabela 45: Correlação entre idade e competências de vida

		Idade	Competências para a vida
Idade	Correlação de Pearson	1	-.047
	Sig. (bicaudal)		.421
	N	300	300
Competências para a vida	Correlação de Pearson	-.047	1
	Sig. (bicaudal)	.421	
	N	300	300

Os quadros 44 e 45 mostram que não existe uma relação significativa entre a idade e a prática e a idade e as competências para a vida. As competências para a vida são um domínio que pode ser desenvolvido com o avançar dos anos. Desenvolve-se no contexto e nas circunstâncias da vida.

Tabela 46: Tabela cruzada para o conhecimento da amostra

Sl. Não.	Conhecimento	Número de pessoas	Percentagem (%)
1	0-14 - Baixo	54	18
2	15-29 - Moderado	211	70
3	30 e mais - Elevado	35	12
Total		300	100

As estatísticas descritivas, sob a forma de tabelas cruzadas, indicaram que 18% (34) da amostra tinham poucos conhecimentos, 70% (211) tinham conhecimentos moderados e 12% (35) tinham conhecimentos elevados.

Tabela 47: Tabela cruzada para a atitude da amostra

Sl. Não.	Atitude	Número de	Percentagem

		pessoas	(%)
1	Inferior a 100 - Baixo	21	7
2	100-199 -Moderado	245	82
3	200 e superior - Elevado	34	12
Total		300	100

A tabela cruzada relativa à atitude indicou que 7% (21) tinham uma atitude baixa, 82% (245) uma atitude moderada e 12% (34) uma atitude elevada.

Tabela 48: Tabela cruzada para a prática da amostra

Sl. Não.	Prática	Número de pessoas	Percentagem (%)
1	0-3 - Baixo	61	21
2	4-7 - Moderado	227	75
3	8 e superior - Elevado	12	4
Total		300	100

A tabela cruzada para a prática revelou que 21% (61) tinham uma prática baixa, 75% (227) tinham uma prática moderada e 4% (12) tinham uma prática elevada. Os resultados apoiam parcialmente a hipótese nula, uma vez que não foi observada qualquer associação entre a idade e a prática e o LS.

4.12. Relação entre estado nutricional, estado de saúde, atividade física e saúde reprodutiva de raparigas adolescentes.

A associação entre as outras variáveis dependentes foi estudada utilizando o teste do qui-quadrado, a fim de conhecer a relação entre estas variáveis: estado nutricional, estado de saúde, atividade física e saúde reprodutiva das raparigas adolescentes.

Tabela 49: Associação entre Estado Nutricional, Estado de Saúde, Atividade Física e Saúde Reprodutiva das Raparigas Adolescentes.

S. Não	Variáveis	X^2	Df	Valor P
1	Índice de Massa Corporal	6.053	8	0.641
2	Frequência da ingestão de alimentos	2.206	4	0.698
3	Estado de saúde	4.497	4	0.652
4	Atividade física	3.141	4	0.535

5	Estado de saúde reprodutiva	4.131	6	0.659

***denota significância ao nível de 0,05**

Sharma S et al (2009) examinaram a sensibilização para a saúde das adolescentes rurais na faixa etária dos 14 aos 18 anos, selecionando aleatoriamente escolas públicas de 5 aldeias em dois quarteirões do distrito de Kangra, em Himachal Pradesh. Verificaram que a sensibilização para a saúde é um dos principais indicadores que revelam que os conhecimentos de uma pessoa sobre problemas de saúde aumentaram até certo ponto após o pós-teste. Este facto foi especialmente observado nos problemas de constipação, dores de costas e problemas relacionados com o estômago. A maioria das raparigas não está devidamente consciente das suas necessidades nutricionais acrescidas para o crescimento, especialmente o aumento da ingestão de alimentos para satisfazer as necessidades calóricas do crescimento pubertário, resultando em raparigas subnutridas e de baixa estatura. Observou-se que uma percentagem muito menor de raparigas conhecia os órgãos reprodutores (27,6%) e as caraterísticas sexuais secundárias (4,4%) na altura do pré-teste. Foi muito interessante notar que, apesar de as raparigas estudarem em 8th, 9th e 10th padrões, elas não tinham conhecimento sobre as caraterísticas sexuais primárias e secundárias. A maioria das raparigas tinha problemas durante o período menstrual e dores no abdómen inferior ou dores de estômago (86,6%), seguidas de dores nas costas (35,7%).

Manjula Rangappa et al (2012) estudaram o impacto da intervenção educativa na saúde reprodutiva dos adolescentes entre as raparigas pré-universitárias no distrito de Davandere, no sul da Índia. O estudo foi realizado em faculdades pré-universitárias presentes na cidade de Davangere. Foi utilizado um formulário pré-estruturado para avaliar os conhecimentos existentes, que consiste em perguntas abertas e fechadas sobre o crescimento e o desenvolvimento durante a adolescência, a gravidez e as infecções sexualmente transmissíveis (IST), incluindo o VIH/SIDA. As intervenções educativas foram realizadas no segundo dia com a ajuda de cartazes, materiais impressos, flip charts, retroprojectores (OHPs) e quadros negros. Para a maioria dos jovens, a fonte de informação sobre os aspectos acima referidos foi a televisão, seguida de revistas. Cerca de 98% dos jovens preferiam os médicos para receber educação sexual. Verificou-se uma alteração global significativa dos conhecimentos (P<0,001, HS) após as intervenções educativas.

As hipóteses nulas formuladas para o estudo "Avaliação das necessidades de saúde reprodutiva e de competências para a vida e educação das raparigas adolescentes" foram testadas e os resultados foram os seguintes

Ho1: Os peritos, os alunos e as mães não diferem na identificação das necessidades educativas em matéria de saúde reprodutiva e competências para a vida.

A hipótese nula (Ho1) foi parcialmente aceite, uma vez que foi encontrada uma diferença entre peritos, alunos e mães em cinco domínios.

Ho 2: Os conhecimentos, atitudes e práticas das raparigas adolescentes sobre saúde reprodutiva e competências para a vida são fracos.

Verificou-se uma relação positiva entre o conhecimento e a atitude e entre o conhecimento e a prática e também entre a atitude e a prática. (Ho2) foi rejeitada.

Hipótese 3: O manual educativo desenvolvido sobre saúde reprodutiva e competências de vida para raparigas adolescentes não é eficaz.

A Hipótese Nula (Ho3) é parcialmente rejeitada, uma vez que o manual RHLSE foi eficaz na introdução de mudanças significativas nos conhecimentos de RH, na prática de RH e na LS, mas não foi encontrada qualquer diferença significativa na atitude do pré-teste e do pós-teste do grupo experimental.

Ho 4: O estado nutricional da amostra é mau

Os resultados do estudo corroboram a hipótese nula (Ho4) e foram aceites, uma vez que o estado nutricional das raparigas adolescentes era mau.

Ho 5: O estado de saúde geral da amostra é mau

A hipótese nula (Ho5) é rejeitada, uma vez que o estado geral de saúde da amostra não era mau.

Ho 6: A atividade física da amostra é fraca

A hipótese nula (Ho6) é aceite, uma vez que a atividade física da amostra é fraca.

Ho 7: Não existe associação entre as variáveis independentes e as necessidades educativas da amostra em matéria de saúde reprodutiva e competências para a vida

A Hipótese Nula (Ho7) é aceite, uma vez que não foi encontrada uma associação significativa entre as variáveis independentes e as necessidades educativas RHLS da amostra.

Ho 8: Não existe associação entre as variáveis independentes e o conhecimento, a atitude e a prática das raparigas adolescentes em matéria de RHLS

A hipótese nula (Ho8) é parcialmente rejeitada, uma vez que foi encontrada uma associação significativa entre a idade e os conhecimentos de RH e a idade e a atitude de RH. Mas não foi observada uma associação significativa entre a idade e a prática de RH e o LS.

Ho 9: Não existe relação entre o estado nutricional, o estado de saúde, a atividade física e a saúde reprodutiva

A hipótese nula (Ho9) é aceite, uma vez que não foi encontrada uma associação significativa entre o estado nutricional (IMC e IAF) e o estado geral de saúde,

Atividade física e estado de saúde reprodutiva das raparigas adolescentes abrangidas pelo estudo.

Conclusão

O estudo "Assessment of Reproductive Health and Life Skills needs and Education to the Adolescent girls" (Avaliação das necessidades em matéria de saúde reprodutiva e competências para a vida e educação das adolescentes), realizado com 300 adolescentes do grupo etário dos 16 aos 19 anos nas cidades de Hyderabad e Secunderabad, no atual Estado de Telangana, permite concluir que o programa educativo de saúde reprodutiva e competências para a vida foi eficaz. O manual RHLSE desenvolvido teve um impacto nas raparigas adolescentes do grupo experimental (30). O programa de intervenção educativa melhorou significativamente os conhecimentos, a prática e as competências para a vida da amostra, mas não se registou qualquer diferença significativa na atitude em relação à saúde reprodutiva do grupo experimental nos resultados médios do pré-teste e do pós-teste. A atitude forma-se ao longo de um período de tempo; por conseguinte, é necessário mais tempo para alterar as atitudes em matéria de SR das raparigas adolescentes. O conhecimento e a prática de RH podem ajudar a mudar lentamente a atitude de RH da amostra. O programa educativo de LSRH planeado e implementado como parte do trabalho de investigação baseou-se nas necessidades. As necessidades de RHLSE dos alunos foram identificadas pelos peritos, mães e alunos, que diferiram significativamente na identificação das necessidades educativas de RHLS em cinco dos doze (12) domínios.

Os resultados do estudo também revelaram que havia uma relação positiva significativa entre o conhecimento e a atitude ($r=0,352<0,01, p=0,000$), entre o conhecimento e a prática ($r=0,313<0,01, p=0,000$) e entre a atitude e a prática ($r=0,177<0,01$, $p=0,002$). O conhecimento influencia a atitude e a prática das raparigas adolescentes, o que leva a uma aprendizagem sustentável. As variáveis independentes estudadas não tiveram associação com as necessidades educativas RHLS da amostra. Também foi estudada a relação das variáveis independentes com o CAP da amostra sobre RHLS. Foi encontrada uma associação significativa entre a idade e o conhecimento sobre RH e a idade e a atitude em relação à RH. Mas não foi observada uma associação significativa entre a idade e a prática de RH e as competências para a vida. Os programas de intervenção devem ter em conta as variáveis independentes que influenciam o CAP, de modo a reforçar o programa.

O estado nutricional (índice de massa corporal e frequência de ingestão de alimentos), o estado geral de saúde, a atividade física e o estado de saúde reprodutiva foram avaliados e a associação entre estas variáveis foi estudada, o que mostra que o estado nutricional, o estado geral de saúde e a atividade física das adolescentes eram fracos. Não foi encontrada qualquer associação entre as variáveis: estado nutricional, estado geral de saúde, atividade física e estado de saúde reprodutiva.

Assim, o programa de intervenção educativa realizado no âmbito da investigação sobre RHLS para raparigas adolescentes foi eficaz e o manual RHLSE desenvolvido pode ser utilizado para educar as raparigas adolescentes urbanas.

5.0 RESUMO E CONCLUSÃO

Este capítulo trata do resumo do estudo, dos seus resultados e das conclusões. "Assessment of Reproductive Health and Life skills needs and Education to the Adolescent Girls" é um estudo realizado com raparigas adolescentes de 16-19 anos nas cidades gémeas de Hyderabad e Secunderabad do estado de Telangana. O estudo foi realizado com o objetivo de avaliar as necessidades educativas em matéria de saúde reprodutiva e de competências para a vida, bem como os conhecimentos, as atitudes e as práticas no domínio da saúde reprodutiva e das competências para a vida, e de comprovar a eficácia do programa educativo na melhoria destes três domínios: estado nutricional, estado de saúde e atividade física das adolescentes. O objetivo do estudo era desenvolver um programa de educação sobre saúde reprodutiva e competências para a vida baseado nas necessidades das raparigas adolescentes.

5.1. O presente estudo foi realizado com o objetivo de desenvolver um programa de educação sobre saúde reprodutiva e competências para a vida baseado nas necessidades das raparigas adolescentes.

5.1.1 Objectivos do estudo

1. Avaliar as necessidades educativas das raparigas adolescentes em matéria de saúde reprodutiva e de competências para a vida
2. Avaliar os conhecimentos, as atitudes e as práticas das raparigas adolescentes em matéria de saúde reprodutiva
3. Avaliar as competências de vida das raparigas adolescentes
4. Elaborar um manual educativo sobre saúde reprodutiva e competências para a vida, baseado nas necessidades, para o ensino de saúde reprodutiva e competências para a vida
5. Estudar a eficácia do programa de educação sobre saúde reprodutiva e competências para a vida
6. Estudar a associação entre as necessidades educativas RHLS e os conhecimentos, atitudes e práticas das raparigas adolescentes
7. Estudar a correlação entre o pré e o pós-teste de conhecimentos, atitudes e práticas
8. Estudar a correlação entre as pontuações do pré e do pós-teste de competências para a vida das raparigas adolescentes
9. Estudar a associação entre as variáveis independentes e as necessidades educativas em matéria de saúde reprodutiva e de competências para a vida
10. Estudar a associação entre as variáveis independentes e os conhecimentos, atitudes e práticas das raparigas adolescentes
11. Estudar a correlação entre peritos, mães e alunos sobre a saúde reprodutiva e as necessidades educativas em matéria de competências para a vida.

5.1.2 Conceção da investigação

A abordagem de investigação adoptada para este estudo é a abordagem de investigação quantitativa, que ajuda a explicar o efeito da intervenção nas variáveis dependentes. O desenho da investigação é um modelo para a realização do estudo que maximiza o controlo sobre os factores que podem interferir com os resultados desejados do estudo. É a estrutura que foi criada para procurar respostas às questões de investigação. É um esboço pormenorizado da forma como uma investigação será realizada. Um projeto de investigação inclui normalmente a forma como os dados serão recolhidos, os instrumentos a utilizar, a forma como os instrumentos serão utilizados e os meios previstos para analisar os dados recolhidos. Um estudo experimental com 2 grupos, pré-teste e pós-teste é selecionado para determinar a eficácia do programa de educação sobre saúde reprodutiva e competências para a vida. A experiência aleatória controlada é o modelo de investigação mais poderoso disponível para testar hipóteses de relação causa - efeito entre variáveis e grupos. Esta conceção foi selecionada para este estudo, uma vez que produz as provas de maior qualidade relativamente ao efeito de uma intervenção educativa específica.

5.1.3 Local do estudo

O local do estudo foi o então Estado de Andhra Pradesh e o atual Estado de Telangana. As cidades gémeas de Hyderabad e Secunderabad foram selecionadas para o estudo.

5.1.4 Seleção de amostras

A amostra foi selecionada através de uma técnica de amostragem aleatória e incluía raparigas adolescentes com idades compreendidas entre os 16 e os 19 anos de 6 escolas secundárias nas cidades de Secunderabad e Hyderabad. Os instrumentos desenvolvidos foram testados quanto à sua fiabilidade e validade de conteúdo. A viabilidade foi testada através de um estudo-piloto e as alterações necessárias foram efectuadas com base nos resultados do estudo-piloto. Depois de obtida a devida autorização, os dados foram recolhidos utilizando o programa de entrevistas estruturado. O IMC foi calculado através de medidas antropométricas, nomeadamente o peso e a altura de cada amostra. Os dados recolhidos foram classificados, codificados e analisados utilizando técnicas estatísticas inferenciais e descritivas relevantes. Os resultados foram interpretados, discutidos e comparados com os objectivos e as hipóteses do estudo.

5.1.5 . Variáveis

O investigador, após uma análise elaborada da literatura e uma discussão com os peritos familiarizados com os temas, selecionou as variáveis a incluir no presente estudo: variáveis independentes como a idade, a religião, a educação dos pais, a profissão dos pais, o rendimento familiar mensal, o tipo de família e a dimensão da família.

Variáveis dependentes como o conhecimento, a atitude e a prática da educação RHLS, os meios para RHLSE, o manual RHLSE, o estado de RH, o estado nutricional, o estado de saúde e a atividade física.

5.1.6 . Desenvolvimento de ferramentas

Na primeira fase, a identificação das necessidades de RHLSE dos adolescentes foi efectuada através da obtenção da opinião e das sugestões de peritos e académicos em doze domínios com uma escala de 5 pontos. Os itens mais bem pontuados e outras sugestões foram considerados e, na segunda fase, foi elaborada a escala de necessidades de RHLSE e, na terceira fase, foi elaborada a escala KAP sobre RHLS. O instrumento continha a parte A, com o cronograma de informações gerais, e a parte B, com sete secções, que incluíam: secção 1 - Estado Nutricional; secção 11 - Estado e problemas gerais de saúde; secção 111 - questionário sobre atividade física; secção IV - Estado de Saúde Reprodutiva; secção V - CAP de Saúde Reprodutiva; secção VI - Questionário de Competências de Vida, e secção V - Escala de Identificação de Necessidades de RHLSE. Para a intervenção no grupo experimental, foi utilizado um programa de educação, nomeadamente um manual com detalhes sobre 12 domínios, e também foi feita a antropometria de cada amostra para determinar o IMC (Índice de Massa Corporal).

5.2 Conclusões significativas do estudo

A idade da amostra: 49,3% (148) tinham 16 anos, 39,3% (118) tinham 17 anos, 9,1% (27) tinham 18 anos e 2,3% (7) tinham 19 anos. 43,3% (130) eram hindus, 20% (60) eram muçulmanos e 36,7% (110) eram cristãos. A escolaridade das mães era a seguinte: 24% (72) eram analfabetas, 23% (69) estudaram até o primário, 27% (80) até o secundário, e 26% (79) eram colegiais. A escolaridade dos pais era: 15% (44) eram analfabetos, 29% (87) estudaram até o primário, 24% (73) até o secundário, e 32% (96) eram colegiais. A ocupação das mães era: 13% (39) eram diaristas, 7% (21) tinham negócios, 13% (40) eram empregadas e 6% (200) estavam na categoria de outros. As ocupações dos pais eram: 24% (72) eram assalariados diários, 235 (70) tinham negócios, 34% (103), eram empregados e 18% (55) tinham outras ocupações. A maioria das famílias tinha um rendimento moderado. 23% (68) viviam em família conjunta; a maioria 71% (212) vivia em família nuclear, 4% (12) em família alargada e 3% (8) noutros tipos de família. Relativamente ao tamanho da família, a maioria tinha até 4 membros.

Na identificação das necessidades de RHLSE, verificou-se uma diferença significativa entre os três grupos: peritos, alunos e mães, quando os três grupos foram comparados em 12 domínios. Observou-se uma diferença significativa em 5 domínios, nomeadamente, adolescência e puberdade, puberdade, competências para a vida, relacionamento e paternidade responsável. Os resultados mostram que os peritos, os alunos e as mães diferem significativamente na identificação das necessidades educativas dos alunos com deficiência intelectual. Assim, a hipótese H01 é rejeitada e a hipótese alternativa - os peritos, as mães e os formandos diferem significativamente na identificação das necessidades educativas RHLS. Isto pode dever-se ao facto de os peritos estarem bem cientes das várias necessidades e questões dos adolescentes do que os outros dois grupos que têm conhecimentos e ideias limitados nesta área.

Foi encontrada uma relação positiva significativa entre o conhecimento, a atitude e a prática (CAP) das raparigas adolescentes sobre a RHLS. Os resultados indicam que, com o aumento de uma pontuação, a outra também aumenta e vice-versa. As relações são significativas ao nível de 0,01, o que indica que são verdadeiras em 99% dos casos. Os resultados não estão em conformidade com a hipótese nula, pelo que a hipótese alternativa é aceite e a hipótese nula é rejeitada.

O Manual desenvolvido no RHLS foi considerado eficaz, uma vez que se registou uma diferença significativa na pontuação do pós-teste do grupo experimental em termos de conhecimentos, prática e competências para a vida. Não foi encontrada qualquer diferença significativa nas pontuações do grupo de controlo em termos de conhecimentos, prática e competências para a vida. Os resultados também revelaram que as pontuações relativas à atitude não foram alteradas em ambos os grupos. Isto mostra que a atitude é um domínio que não pode ser alterado ou melhorado no curto período de um mês. Além disso, a atitude forma-se ao longo de vários anos através da experiência de vida, da maturidade biológica e mental e de factores ambientais. Por conseguinte, esta pode ser outra razão para não se ter encontrado uma mudança significativa na atitude após a intervenção. Por conseguinte, a hipótese alternativa - o Manual Educativo desenvolvido sobre RHLS para raparigas adolescentes é eficaz. Esta conclusão do estudo é semelhante a alguns outros estudos efectuados sobre a CAP dos adolescentes em matéria de saúde reprodutiva.

O estudo revelou igualmente que a maioria da amostra se situava no intervalo de IMC entre 15-24. A maior parte da amostra tinha um estado nutricional moderado. Não foi observada uma relação significativa entre o IMC e a frequência de consumo. Isto revela que existem outros factores significativos, como os factores ambientais e as actividades físicas, que contribuem para o IMC de um indivíduo. As estatísticas descritivas sugerem que o estado nutricional da amostra é mau, o que apoia a hipótese nula. Por conseguinte, a hipótese alternativa - de que o estado nutricional da amostra é bom - é rejeitada.

Os resultados das estatísticas descritivas revelaram que a maioria da amostra teve sintomas gerais de doenças menos de 5 vezes por ano.

Por conseguinte, verificou-se que o estado geral de saúde da amostra é bom. Por conseguinte, a hipótese nula é rejeitada e a hipótese alternativa - o estado geral de saúde da amostra é bom - é aceite.

Os resultados revelaram que a maioria da amostra não tinha um horário fixo regular para os vários tipos de atividade física selecionados no instrumento de recolha de dados. A maioria da amostra praticava menos de 30 minutos de exercício físico. Isto sugere que a atividade física da amostra é fraca. Por conseguinte, a hipótese nula é aceite.

Os resultados mostram uma relação significativa entre a maioria das variáveis e, por conseguinte, foi efectuada uma análise de regressão para descobrir os factores de previsão significativos para as variáveis.

Foi observada uma relação significativa entre a idade e o conhecimento ($r = 0{,}153$, $\leq 0{,}05$ $p = 0{,}008$) entre a idade e a atitude ($r = 0{,}185$, $\leq 0{,}01$ $p = 0{,}001$). Não foi observada uma relação significativa entre a idade e a prática e entre a idade e as competências de vida. As competências de vida são um domínio que pode ser desenvolvido com o avançar dos anos. Desenvolve-se no contexto e nas circunstâncias da vida. As estatísticas descritivas, sob a forma de tabelas cruzadas, indicaram que 18% (34) da amostra tinham poucos conhecimentos, 70% (211) tinham conhecimentos moderados e 12% (35) tinham conhecimentos elevados. A tabela cruzada para a atitude indicou que 7% (21) tinham uma atitude baixa, 82% (245) tinham uma atitude moderada e 12% (34) tinham uma atitude elevada. A tabela cruzada para a prática revelou que 21% (61) tinham uma prática baixa, 75% (227) tinham uma prática moderada e 4% (12) tinham uma prática elevada. Os resultados apoiam parcialmente a hipótese nula, uma vez que não foi observada qualquer associação entre a idade, a prática e o LS.

Verificou-se uma relação significativa entre a idade e os conhecimentos ($r= 0,153, \leq 0,05$ $p= 0,008$) e entre a idade e a atitude ($r= 0,185, \leq 0,01$ $p= 0,001$). Não foi observada uma relação significativa entre a idade e a prática e a idade e as competências de vida. As competências de vida são um domínio que pode ser desenvolvido com o avançar dos anos. Desenvolve-se no contexto e nas circunstâncias da vida. As estatísticas descritivas, sob a forma de tabelas cruzadas, indicaram que 18% (54) da amostra tinham poucos conhecimentos, 70% (211) tinham conhecimentos moderados e 12% (35) tinham conhecimentos elevados. A tabela cruzada para a atitude indicou que 7% (21) tinham uma atitude baixa, 82% (245) tinham uma atitude moderada e 12% (34) tinham uma atitude elevada. A tabela cruzada para a prática revelou que 21% (61) tinham uma prática baixa, 75% (227) tinham uma prática moderada e 4% (12) tinham uma prática elevada. Os resultados apoiam parcialmente a hipótese nula, uma vez que não foi observada qualquer associação entre a idade, a prática e o LS.

Os resultados do qui-quadrado revelaram que existem associações entre a idade e o conhecimento, a idade e a atitude, a idade e a prática, a altura e o peso, o conhecimento e a atitude, o conhecimento e a prática, e a atitude e a prática. No entanto, não se registou uma associação significativa entre a idade e os conhecimentos, e a idade e a prática. Uma vez que a maioria das variáveis mostrou uma associação significativa, rejeita-se a hipótese nula e aceita-se a hipótese alternativa, ou seja, que existe uma associação entre as variáveis independentes e o CAP das raparigas adolescentes.

As conclusões deste estudo são semelhantes às conclusões do estudo realizado por R.S.P. Rao, A. Lena et al (2008), que examinou o efeito da educação para a saúde nos conhecimentos e atitudes dos estudantes relativamente à saúde reprodutiva. Foram observadas maiores alterações nos conhecimentos do que nas atitudes. O presente estudo também encontrou melhorias nos conhecimentos e nas práticas em comparação com as atitudes.

Os resultados deste estudo sugerem que as raparigas adolescentes necessitam de informação correta proveniente dos recursos e das pessoas certas. O próprio facto de o grupo experimental ter aumentado a pontuação no pós-teste mostra que a saúde reprodutiva e a educação para as competências de vida devem ocupar um lugar importante na educação das adolescentes.

O estudo revelou também que os adolescentes não têm um estado nutricional saudável. Isto exige a educação dos jovens para um padrão de alimentação saudável e regular que melhorará a sua saúde geral. Também aprenderão a manifestar formas maduras de enfrentar os problemas se tiverem conhecimentos sobre a SLRH e o seu contributo para o desenvolvimento pessoal.

O estudo também mostrou que o manual educativo foi eficaz para aumentar os conhecimentos em RHLS; pode ser utilizado por muitos educadores que lidam com os jovens de hoje.

Conclusão

O estudo "Assessment of Reproductive Health and Life Skills needs and Education to the Adolescent girls" (Avaliação das necessidades em matéria de saúde reprodutiva e competências para a vida e educação das adolescentes), realizado com 300 adolescentes do grupo etário dos 16 aos 19 anos nas cidades de Hyderabad e Secunderabad, no atual Estado de Telangana, permite concluir que o programa educativo de saúde reprodutiva e competências para a vida foi eficaz. O manual RHLSE desenvolvido teve um impacto nas raparigas adolescentes do grupo experimental (30). O programa de intervenção educativa melhorou significativamente os conhecimentos, a prática e as competências para a vida da amostra, mas não se registou qualquer diferença significativa na atitude em relação à saúde reprodutiva do grupo experimental nos resultados médios do pré-teste e do pós-teste. A atitude é formada ao longo de um período de tempo; por isso, é preciso mais tempo para mudar as atitudes das raparigas adolescentes em relação à saúde sexual e reprodutiva. O conhecimento e a prática de RH podem ajudar a mudar lentamente a atitude de RH da amostra. O programa educativo de LSRH planeado e implementado como parte do trabalho de investigação baseou-se nas necessidades. As necessidades de RHLSE dos alunos foram identificadas pelos peritos, mães e alunos, que diferiram significativamente na identificação das necessidades educativas de RHLS em cinco (5) dos doze (12) domínios.

Os resultados do estudo também revelaram que existia uma relação positiva significativa entre o conhecimento e a atitude ($r=0,352<0,01, p=0,000$), entre o conhecimento e a prática ($r=0,313<0,01, p=0,000$) e entre a atitude e a prática ($r=0,177<0,01$, $p=0,002$). O conhecimento influencia a atitude e a prática das raparigas adolescentes, o que leva a uma aprendizagem sustentável. As variáveis independentes estudadas não tiveram associação com as necessidades educativas RHLS da amostra. Também foi estudada a relação das variáveis independentes com o CAP da amostra sobre RHLS. Foi encontrada uma associação significativa entre a idade e o conhecimento sobre RH e a idade e a atitude em relação à RH. Mas não foi observada uma associação significativa entre a idade e a prática de RH e as competências para a vida. Os programas de intervenção devem ter em conta as variáveis independentes que influenciam o CAP, de modo a reforçar o programa.

Foi avaliado o estado nutricional (índice de massa corporal e frequência de ingestão de alimentos), o estado geral de saúde, a atividade física e o estado de saúde reprodutiva, tendo sido estudada a associação entre estas variáveis, o que mostra que o estado nutricional, o estado geral de saúde e a atividade física das adolescentes eram fracos.

Não foi encontrada associação entre as variáveis: estado nutricional, estado geral de saúde, atividade física e estado de saúde reprodutiva.

Assim, o programa de intervenção educativa realizado no âmbito da investigação sobre RHLS para raparigas adolescentes foi eficaz e o manual RHLSE desenvolvido pode ser utilizado para educar as raparigas adolescentes urbanas.

5.3 Implicações do estudo

1) O estudo realizado sobre a "Avaliação da saúde reprodutiva e das necessidades educativas em matéria de competências para a vida das raparigas adolescentes" fornece uma base de dados para uma abordagem baseada em dados concretos para promover programas educativos para os adolescentes.

2) O estudo revelou que há um aumento significativo no conhecimento, na atitude e na prática das adolescentes sobre a SLRH. Isto exige a avaliação destas variáveis entre as adolescentes e o fornecimento de informação adequada desde o início da puberdade e do crescimento. O manual educativo desenvolvido pode ser reproduzido em programas de intervenção de RHLSE.

3) O estudo sensibilizou para a necessidade urgente de abordar os problemas de saúde reprodutiva das raparigas adolescentes, promovendo assim a saúde reprodutiva entre os jovens. O estudo mostrou que o Manual Educativo utilizado para a intervenção foi eficaz. Por conseguinte, o manual pode ser utilizado por educadores e pais. Pode ser realizada uma investigação aplicada e de ação semelhante em raparigas adolescentes de zonas rurais e tribais.

4) Os resultados revelaram que os adolescentes não tinham um bom estado nutricional e não praticavam uma atividade física regular. Por conseguinte, é necessário motivar os adolescentes a adoptarem um padrão de alimentação saudável e a praticarem exercício físico regular para manterem uma boa saúde.

5) O estudo também chamou a atenção para a necessidade de obter informações corretas sobre a RHLS por parte do pessoal certo e no momento certo, o que convida o sistema educativo da nossa sociedade a proporcionar amplas oportunidades aos jovens com recursos adequados.

5.4 Recomendações do estudo

1. O presente estudo incluiu apenas raparigas adolescentes. Os futuros estudos nesta área podem incluir rapazes adolescentes e reproduzir o estudo, a fim de explorar e compreender as eventuais diferenças entre os géneros.

2. Uma vez que não foi encontrada qualquer diferença significativa no domínio da atitude, poderia ser feito mais trabalho para descobrir outros factores subjacentes que são responsáveis pela ausência de mudança de atitude. Isso ajudará a incluir esses factores ao educar os adolescentes sobre a SLRH.

3. As diferenças encontradas entre peritos, aprendentes e mães podem ser exploradas mais aprofundadamente para compreender os factores associados a estas diferenças nos três grupos.

REFERÊNCIAS

1. Anil Kumar jha. (Out-Dez 2012) .problems and perceptions of adolescent girls in India: Um estudo de caso. Jornal de Investigação e Desenvolvimento Ambiental, vlo.7 No.2A: 1092-1099

2. Anil kumar, V.K Tiwari. (2003) Knowledge, attitude and behavior towards premarital sex: Health and population -perspectives and issues 26(4): 126-134 .http://www.google.com

3. Angur Dhital (BADHU) (abril de 2001) Um estudo para determinar os conhecimentos e a atitude dos adolescentes em idade escolar relativamente à saúde reprodutiva, ao comportamento sexual, à SIDA, às DST e à toxicodependência antes e depois de um programa de ensino estruturadc numa escola selecionada no Nepal.

4. A.J Singh. (janeiro-março de 2006). Place of menstruation in the reproductive lives of women of rural north Indi. Revista indiana de medicina comunitária, vol.31, No.1: 10-14

5. Anuradha Panda. (Out-2013) .prevenção de doenças sexualmente transmissíveis entre adolescentes. Nightingale Nursing Times vol.9, No.7: 37-38

6. Anuradha(2014), Adolescents Reproductive and Life Skills: A Review Journal: EDUTRACKS, Volume: 14, Edição: 10, Páginas: 11-13

7. Aparijitha Das Gupta e Sarkar (2008),Menstrual hygiene : how hygienic is the adolescent girls? , Indian Journal of community Medicine, 2008,33: 77-80

8. Amy Bleakly, Michel Hennessy et al. (2013).How sources of sexual information relate to adolescents' beliefs about sex-http//www.ncbi.nlm. nih.gov/pmc/articles/PMC2860278-retrieved in 2013

9. Anuja Agrawal (setembro de 2010). A esperança dos adolescentes ganha asas. Assistência social: 25-27

10. Aarti (30 de julho a 5 de agosto de 2007). Sexo na adolescência Tratar os adolescentes com cuidado. Indian currents: 26-28

11. Anne Wough Allison Grant (2003). Anatomia e Fisiologia na saúde e na doença. 9th ed. Toronto Churchill living tone publishers.

12. Annamma Jacob (2008). Textbook of Midwifery. 2ª ed. Nova Deli: Jaypee Publications.

13. Aparna NI e Raakhee.A.S.2 (Nov.2012). Educação de habilidades de vida para adolescentes: sua relevância e importância.GESJ: Educação Ciência e Psicologia, No.2(19),vol.1,issue.11,ISSN 22773630

14. Basvanthappa B.T. (2003) Nursing Research. 1st ed. Nova Deli, Jaypee Brothers Medical Publishers (P) Ltd.

15. B.N.joshi, S.L.Chauhan et al(junho de 2006) .Reproductive health problems and help seeking

beahaviour among adolescents in urban India, Indian journal of Paediatrics, vol.73: 509-513.

16. Buga, G.A Amoko Et al (1996). Comportamento sexual dos adolescentes, conhecimentos e atitudes em relação à sexualidade entre as raparigas da escola em Trenskei, África do Sul (resumo) east. Af. Medical Journal, 73(2): 53-60

17. Bharath srikala e kumar K.v.Kishore (Out-Dez 2010). Empowering adolescents with education in schools-school mental health program: does it work. Jornal indiano de psiquiatria, 52(4): 344-348

18. Basvanthappa BT (2006). Textbook of Midwifery and Reproductive health Nursing (Manual de enfermagem obstétrica e de saúde reprodutiva): 1st ed. Philadelphia: Publicações médicas dos irmãos Jaypee.

19. Burns e Groove (2011). Compreender a investigação em enfermagem: 4e.Missouri: Elsevier.

20. Bennet Linda K. Brown (2008). Myles textbook for Midwives: 12th Edn. Philadelphia: Publicações Churchill Livingstone

21. B.Srilakshmi(2003). Textbook of Food Science: 3Edn. Nova Deli: New Age International publications.

22. Ciby José (Dez.2013). Problemas de comportamento dos adolescentes. Tempos de enfermagem Nightingale, vol.9, No.9: 33-44

23. C.R Kothari (1997). Metodologia de investigação. 2.ª ed. H.S Popalai para wisha Prakasha

24. Cecilia Moya (Fev. 2002). approach to improving youth's sexual and reproductive health. Advocates for youth, www.advocatesforyouth.org

25. Dhun Panthaki(2014). Education in Human Sexuality -a source book for Educators.3r d ed. Associação de Planeamento Familiar, Índia, Mumbai.

26. Denise F.Polit & Cheryl Tatano Beck (2012). Pesquisa em Enfermagem. 9th ed.

2012, Philadelphia wolters Khwer (India) Pvt. Ltd. Nova Deli

27. Denise F.Polit & Cheryl Tatano Beck (2008). Investigação em Enfermagem. 8th ed. Filadélfia, wolters Khwer (Índia) Pvt. Ltd. Nova Deli

28. Dixon Bester jimmy-Gamma (2009). Uma avaliação da capacidade dos serviços de saúde reprodutiva amigos dos jovens baseados em instalações para promover a saúde sexual e reprodutiva entre adolescentes solteiros - evidências da zona rural do Malawi - http:// etheses.qmu.ac.uk/132/

29. Dhital AD, et al (2005) . Effectiveness of structured teaching program in improving knowledge and attitude of school going adolescents on reproductive health (Eficácia do programa de ensino estruturado na melhoria dos conhecimentos e atitudes dos adolescentes em idade escolar sobre saúde reprodutiva). Jornal médico da Universidade de Katmandu, vol.3, n.º 4, número 12: 380-383

30. Dr. K.K. Palani (3 de abril de 2012) Educação e formação em saúde reprodutiva para adolescentes

e jovens. universidade de Madras .

31. Dr.K.Anuradha (Fev. 2014). Avaliação de entre os adolescentes. Revista internacional de investigação científica, vol.3(2) : 219-221

32. Donna L.Gullette & Margret A. Lyons (2005).Sexual sensation seeking, compulsivity and HIV risk behaviours in college students. journal of community health nursing, 22(1): 47-60

33. Devanjana C.Nanjunda & P.T Dinesha(Sempt,2011). Papel das intervenções das organizações não governamentais (ONGs) na saúde tribal: algumas anotações a partir do nível de base. Revista Internacional de ONGs, vol.6 (9): 193-196

34. Deborah Konaik Griffin, Janna Lesser Et al(2003). Teen pregnancy and unprotected sexual activity (Gravidez na adolescência e atividade sexual não protegida). Investigação em Enfermagem e Saúde, 26: 4-10

35. Dr. Sarika David & M.S Radha Saini (novembro de 2008).Teenage concerns.Health Action, 4-5

36. Direção dos serviços de saúde, Governo de Maharashtra e Instituto de Gestão da Saúde, Pachod "Relatório de um seminário a nível estatal sobre saúde reprodutiva e sexual dos adolescentes em Maharashtra realizado no CIRT de Pune, janeiro de 2008

37. Dr. James Dobson (1997). preparing for Adolescence. -Better yourself books, Bandra, Mumbai: 13-35, 53-75

38. Dr. Antony Grugni.M.D (2005). Caro conselheiro de jovens: Better yourself books. 3ª ed. Bandra, Mumbai.

39. Dr. Antony Grugni M.D. (2005). Educação sexual: livros melhores para si. 6th edn : 7-81

40. Departamento de Psiquiatria - Questionário de opinião (Anexo 3). Instituto Nacional de Saúde Mental e Neurociências, Bangalore

41. Dutta D.C. (2002).Textbook of Obstetrics. 5th ed. Nova Deli, Publicações N.C B.A.

42. Darshan Sohi(2013). Um livro de texto abrangente de nutrição e

43. Dr.K.V.Rameshwar & Sharma (2010). Textbook of Nutrition. 2nd ed. Hyderabad: Frontline publications.

44. Dr. M. Swaminathan (2006). Handbook of Food and Nutrition. 5th ed. Mysore, Bangalore Printing and Publications.

45. Disha Chhadva e Dr.Prianka Kacker (2013). Eficácia da Educação de Habilidades de Vida em Adolescentes. Revista Internacional de Investigação em Metodologia da Educação, vlo.3 No.1.junho de 2013, 213-220.

46. Dr. D. Sarada (setembro de 1998). Impacto do contexto socioeconómico na perceção das necessidades de educação para a vida familiar. The journal of family welfare, vol.44, No.3, 61-64.

47. Fraser DM & Cooper AM (2008). Myles textbook for Midwives. 14th ed .Philadelphia: Publicações Churchill Livingstone.

48. Felix Koikara SDB & Joe Mannath SDB (2010). Fazer, aprender, viver. Asian trading corporation, Bangalore: 49-58.

49. Fox D.J.(1982) Fundamentals of Research in Nursing. 4th ed. Norwalk: Appleton-Century-Crofts

50. Associação de Planeamento Familiar da Índia, Mumbai (2008). Bloom and Blossom-Adolescent guide to Growing up : 1-38

51. Associação de Planeamento Familiar da Índia, Mumbai (2008). Growing up is FunMateriais de leitura para jovens. 1-96

52. Fran Ferder e John Heagle (1994). Your sexual self. ST PAULS , Banglore .7-161

53. Gender Bias against Female Children in India: Implications for Achieving Millennium Development Goals, IIPS Newsletter, Vol. 45, Nos. 3&4 (com Jalandhar Pradhan)

54. Heidi Collins Fantasia (Jan-Fev 2011). Influências das normas sociais e do contexto na tomada de decisão sexual entre mulheres adolescentes. Journal of Midwifery and women's health, vol.56: 48-53, www.jmwh.org

55. Hsiang -Chu Pai, Sheuan Lee et al (Nov-Dez 2009) . Sexual self-concept and intended sexual behavior of young adolescent Taiwanese girls. Investigação em Enfermagem, Vol 59, No.6: 433-440

56. Hamburg, Nelson, Jones(1993), Promoting the healthy development of Adolesecnts, JAMA-1993,269(11): 1413-1415

57. Impacto da intervenção no desenvolvimento de competências de vida entre raparigas adolescentes (2014) Karnataka Journal of Agriculture. science, 27(1):93-94

58. Jacob Srampikal (2002). A atitude em relação à vida e à sexualidade depende das representações dos media. Indian Currents, 3 de março: 26-29

59. Jyoti Moodbidri. Growing up facts and feelings (Factos e sentimentos do crescimento). Associação de Planeamento Familiar da Índia, Mumbai: 1-25

60. Jyoti Moodbidri. Bloom and Blossom - A girl's guide to growing up. Associação de Planeamento Familiar da Índia, Mumbai: 1-18

61. K.Park (2005). Livro de texto de Park sobre medicina preventiva e social. 18th edn, M/S Banaridas Bhanot, 1167, PremNagar, Jabalpur: 329-487

62. Kerlinger F.N.(2000) . Fundamentos da Investigação Comportamental. 4th ed. No valor de

63. Katryan R.Puskar, Kathleen Tusaie -mumford Et al (1999). Preocupações de saúde e comportamentos de risco dos adolescentes rurais. Jornal de enfermagem de saúde comunitária, 16(2): 109-119

64. Kavitha V.R.S. (2 Fev-2012). Saúde reprodutiva e higiene entre adolescentes.Vol, 12: 293-301 www.languageinindia.com

65. Kimberly F. Et al (2002). conhecimentos, atitudes e comportamentos relacionados com a gravidez numa população adolescente rural. Jornal de enfermagem de saúde comunitária, 19(2): 65-75

66. Lee(2003)Gender role attitudes among Egyptian adolescents, studies in family planning, vol.34,issue I, March-2003,8-18

67. Leela Visaria, Vimala Ramchandran et al (20 de novembro de 2004). Abortion in India, Emerging Issues from Qualitative studies (Aborto na Índia, questões emergentes de estudos qualitativos). Economic and Political Weekly : 5044-5052.

68. L.L Pujar, S.C Hunshal et al (2014). Impacto da intervenção no desenvolvimento de competências para a vida entre raparigas adolescentes. Revista Karnataka de ciências agrícolas, 27 (1): 93-94

69. Larey Cyril Jensen (1985). Adolescence: Theories, Research applications. West publishing company, Nova Iorque: 259-294

70. Laurence Steinberg (1985). Adolescência. Alfred a. knoff. INC.U.S.A.:23-56

71. Competências para a vida - um guia para facilitadores - UNICEF

72. Educação e educação para a saúde reprodutiva - resultados preliminares do estudo "Non-biomedical interventions into HIV and AIDS-study" do Centro de Investigação Social, Zomb, Malwi-2011 : 1-19

73. M.N.Vranda & M.Chandrasekar Rao (Fev2011). Eucation for young adolescents-Indian experience. Jornal da Academia Indiana de Psicologia Aplicada, vol.37, número especial: 9-15

74. Meenal V.Kulkarni &P.M Durge (2011). Morbidades da saúde reprodutiva entre raparigas adolescentes: Breaking the silence. Nagpur. Ethno Med, 5(3): 165-168

75. Mamta & Nidhi Saga (março de 2014). Problemas menstruais e remédios adoptados pelas raparigas. Nightingale Nursing Times, vol.9n (12): 15-17

76. Manikamma Nagindrappa & Radhika M.K (Fev. 2013). Exploração das mulheres na sociedade moderna indiana. Revista internacional de publicações de investigação científica, vol.3 (2): 1

77. Matthew J. Hayat (maio/junho 2010). Entendendo a significância estatística. Investigação em Enfermagem, Vol.59, No.3: 219-223.

78. Marie Eugene D' Almeida (Jan 2011). Desafios da sexualidade humana e ciclo vital. Revista de formação psico-espiritual, vol.11, (1)

79. Marie Rose (2002). Fundamentos da Investigação em Enfermagem. 4th edn. New Jersey: Prentice Hall.

80. Marian Trew Tony Everelt (2010). Human Movement (Movimento Humano). 3 rd ed. Editora

Churchill Livingstone

81. Nisha Jomon (abril de 2014). Saúde reprodutiva entre as raparigas em idade escolar. Nightingale Times, vol.10: 48-51

82. Nath A, Garg S. (2008).Adolescent friendly health services in India: A need of the hour. Revista indiana de ciências médicas, vol.62, (11): 465-472

83. Neena Shah More, Sushmita Das et al (dezembro de 2010). Maternal and newborn Health: Dynamics of seeking Health care within Mumbai slumps (Dinâmica da procura de cuidados de saúde nas colapsos de Bombaim). Índia Health Beat, Vol.4, No. 7

84. Organização Nacional de Controlo da Sida (junho de 2008). Desenvolvimento do Programa de Educação para a Adolescência: 1-14

85. Nettina SM (2001). O Manual de Prática de Enfermagem de Lippincott. 7th ed. Philadelphia: Publicações Lippincott

86. Nair Mk, Leena ML et al (agosto de 2013). Um estudo sobre ARSH: Problemas de saúde reprodutiva e sexual de adolescentes e jovens adultos, um inquérito comunitário transversal sobre conhecimentos, atitudes e práticas. Revista indiana de pediatria, 2:s,192-8,

87. Parwej sarj et al (2005). Reproductive Health Education Intervention Trial (Ensaio de Intervenção na Educação para a Saúde Reprodutiva). Jornal indiano de pediatria, vol.72(4) : 287-291

88. Patricia Paluzzi, CNM, DrPH(Nov-Dez 2006). Direitos Reprodutivos: Um apelo à ação. Journal of midwifery & women's health, vol.51, No.6: 397-401 www.jmwh.org

89. Parvathy V e Renjith R.Pillai(2015).Impacto da educação nos adolescentes da escola rural. Revista Internacional de Investigação Avançada, vol.3, edição 2: 788-794.

90. Peter Benson (1997). Spirituality and the Adolescent journey. Reclaiming children and youth, vol.5, No.4: 206-209,219

91. Patricia Aikins Murphy (Nov-Dez 2006). Reproductive health in the 21 century: two steps forward?. journal of midwifery & women's health, vol 51, No.6. www.jmwh.org

92. Polit & Beck (2011). Investigação em Enfermagem: Princípios e Métodos. 7th edn. Philadelphia:

93. Lippincott Williams e Wilkins

94. Pareek & Sharma (2009). A textbook of Nursing Research and Statistics.

3rd ed. Cidade de Jalandhar: P.K. Jain

95. Perry Lowdermilk (2006). Cuidados de enfermagem materno-infantil. 3ª ed. Philadelphia: Mosby Publications

96. Rahul Sharma ,Vijay L.Grover et al(abril de 2003). Comportamentos de risco relacionados com a violência interpessoal entre adolescentes que frequentam a escola e a faculdade no sul de Deli.

97. Rebecka Lundgren (2000). Protocolos de pesquisa para estudar a saúde sexual e reprodutiva de adolescentes e jovens adultos do sexo masculino na América Latina - OPAS -http://www.google.co

98. Rao R, Lena A et al (2008). Effectiveness of reproductive health education among rural adolescent girls: a school based study in udipi taluk-Karnataka .Indian journal of medical sciences-vol.62(11) : 439-443

99. R.Dinesh Dr.R.Belinda (2014) . Importância da educação de habilidades para a vida para a juventude. Social Science, vol.4, issue-12 Dec Special Issue - 2014 | ISSN No- 2249-555X

100. Sreehari R e A. Radhakrishnan Nair (2015).Measuring of school going Adolescents. Global Journal for Research Analysis, vol.4, issue-7:313-314.

101. Swati Dixit, GG Agraval et al (julho de 2011). Um estudo sobre a consciência das raparigas adolescentes acerca da sua imagem corporal. Revista indiana de medicina comunitária, vol.36 (3) : 197-202

102. Salwa Tawfik Abd al azem et al (2011). Promoção do conhecimento e da atitude relativamente aos cuidados pré-matrimoniais: Um estudo de intervenção entre estudantes de medicina da Universidade de Fayoum. Journal of public health and epidemiology vol.3 (3):121-128-http:// www.academicjournals.org/jphe

103. sharla Mary .D (2 de fevereiro). Puberdade Precoce. Nightingale Nursing Times, vol.9,No.11 : 31-32

104. Saroj Pachauri (abril de 2011). Serviços de saúde sexual e reprodutiva: prioridades para o sul e o leste da Ásia. Revista indiana de medicina comunitária, Vol.36 (2) : 83-84

105. Sabina Behague, Kaitlin Christenson et al. Tuko Pamoja- Adolescent Reproductive Health and curriculum. 2nd ed, USAID, PATH e Conselho Populacional: 1-54

106. Sharma Suresh.K.(2011). Investigação e Estatística em Enfermagem. 1st ed. Nova Deli: Elsevier Saunders

107. Shubhangini A Joshi(2013). Nutrition and Dietetics. 3rd ed. Nova Deli: McGraw Hill education, Índia

108. Sharma(2003), Measuring life skills of adolescents in a secondary school of Kathmandu: an experience. Kathmandu University Medical Journal. 2003 Jul-Sep; 1(3): 170-6

109. Sharma e Gupta (2003), Menstrual pattern and abnormalities in the high school girls in Dharan - a cross sectional study in two boarding schools, Nepal medical college journal: NMCJ, 2003 europepmc.org

110. Sekar, Roncali, Manoj, Raj e Kumar(2008) Life skills Education for children in difficult circumstances -My work book. Departamento de trabalho social psiquiátrico, NIMHANS -Bangalore.

111. Shelley Ross (2013). Associação Internacional de Mulheres Médicas

112. Manual de formação sobre a sexualidade dos adolescentes : 8-109

113. Trikka,S.(2001). Abortion scenario of adolescents in a north Indian cityevidence from a recent study. Indian journal of community medicine, 26 (1): 48-54.

114. Tortora .Grabowski (2003). Princípios de Anatomia e Fisiologia. 10th edn, John Wile and sons INC : 1011-1062

115. Thomas.W. Myrus (2007). Trens de Anatomia. 5ª ed. Churchill living stone publishers

116. T.K Indrani(2008). Manual de Enfermagem de Nutrição e Dietas Terapêuticas.

1st ed. Nova Deli: Publicações Jaypee

117. Fundo das Nações Unidas para a População - Índia, "Adolescent Reproductive and sexual Health" (Saúde Reprodutiva e Sexual dos Adolescentes)

118. Rede de Informação da População das Nações Unidas (POPIN) "Diretrizes sobre Saúde Reprodutiva"

119. Fundo das Nações Unidas para a População (UNFPA), State of the World Population 2003: Investing in adolescents' health and rights, Nova Iorque: UNFPA, 2003.

120. FNUAP, Generation of change: young people and culture, 2008, suplemento para jovens do relatório do FNUAP sobre a situação da população mundial, Nova Iorque: FNUAP, 2008.

121. Vatsala Sadan (2008). Eficácia do programa de educação para a vida familiar na adolescência (AFLE) nos conhecimentos, atitudes e práticas das raparigas adolescentes numa comunidade rural de Vellore Dt, Tamilnadu, Índia do Sul, Tese de Doutoramento

122. Visala Patnam e Megha Bagul (Nov.2002). Adolescentes trabalhadoras do sexo - Aspirações e interesses: 8-10

123. w.Indralal De silva (1998). Questões emergentes de saúde reprodutiva entre adolescentes na Ásia. Documento de investigação n.º 139.http://www.google.com

124. Women exploitation in Indian modern society(Feb.2013) -international journal of scientific and research publication; vol; 3, issue2, ISSN 22503153

125. Wood G.L e Haber (1994). Nursing Research. 3 rd ed. St. Louis: Mosby WHO/MNH/PSF/93.7A.Rev.2 "Introdução à competência psicossocial" pp.1-17

126. Organização Mundial de Saúde (2012)

127. Organização Mundial de Saúde (2010)

128. Organização Mundial de Saúde (1997) educação de crianças e adolescentes nas escolas.

Sítios Web

1. Adolescência, recuperado em maio de 2013 de 1-32 http://en.wikipedia.org/wiki/ Adolescência

2. Saúde reprodutiva e sexual dos adolescentes - recuperado em 2013 do FNUAP http://www.google.com

3. Homossexualidade na adolescência e preocupações relativas - recuperado em maio de 2013 de www.Ncbi.nlm.nih.gov/pubmed/1267729

4. Anatomia e fisiologia do aparelho reprodutor feminino - recuperado em maic de 2013 de www.open.edu/openlearn works/../view.php?

5. Adolescent Growth and Development- recuperado em maio de 2013 de www.ext.vt.edu Virginia Cooperative Extension, Virginia state university, 2009.

6. Adolescent health-an overview Retrieved in May 2013 from http://www.who.int/ child Adolescent health/ overview/ADH/odh_over.htm- WHO(2004)

7. Adolescência-puberdade, transição cognitiva, transição emocional, transição social. Recuperado em maio de 2013 de http://psychology. jrank.org/ pages/14/adolescence.html

8. Adolescência. UNICEF (2004) recuperado em maio de 2013 de http://www.unicef.org/ adolescence/index_girl.html

9. Gravidez na adolescência. Obtido em maio de 2013 de hhtp://yrshr.org/theme. asp?id=10-WHO

10. Anatomia e fisiologia do sistema reprodutor feminino. Recuperado em maio de 2013 de www.cliffsnotes.com/image/ repfov.html

11. Uma definição de sexualidade. Recuperado em maio de 2013 de http://www. Scrp.org/for_ all_parents /definition.html

12. Amy Bleakley & et al. How sources of sexual information relate to adolescents beliefs and sex . Recuperado em 2014 de www.ncbi.nlm.nih.gov/

13. Controlo de natalidade. Obtido em maio de 2013 de wikipedia - a enciclopédia livre - en.wikipedia.org/wiki/birth-control

14. CDC-contraceção. Reproductive health retrieved in May 2013 from www.cdo.gov/../co.united states centers for disease control and prevention

15. Cultura e menstruação. Obtido em janeiro de 2014 de wikipedia -en. Wikipedia .org/ .. ./cultura e menstruação

16. Criar uma dieta de gravidez: saudável durante a gravidez . Obtido em novembro de 2013 em www. baby centre.com/pregnancy-eating well.

17. Chopra (2007). Visão geral da saúde dos adolescentes na Índia. Revisto em 2014

de http://www.inmedica.com/journals/xhtml/13_adol_chopra.htm

18. Dieta para uma gravidez saudável -baby centre. Obtido em 2014 de www. Baby centre.in.diet/for a healthy -pregnancy

19. Awasthi.S.pande,V.K., and Nichtu M. (2004) developing an interactive STD prevention for youth: lessons from a north Indian slum. recuperado em 2014 de http://www.icred.org/rdr/rdruni.revi ew 101-102/18-101-102.html

20. A cada duas horas, na Índia, uma mulher morre devido a um aborto inseguro. Obtido em 2014 de world time.com.world-population -focus-on

21. Educação sexual eficaz. Obtido em 2014 em http://www.advocates

para jovens.org/publications/factsheet/ssexcur.htm -UNAIDS (2000)

22. Factores que afectam a fertilidade - recuperado em 2014 de parents.com.retreived www.parents.com dealing with fertility >causes of infertility.

23. Para um sexo saudável .recuperado em 2014 de www. Who.int/ publications/ cra/1177-1254.pd

24. GrunseitA,& Kippax,S(2006) Effect of sex education on young people.

Obtido em 2014 de http://www.fhi.org/en/RH/ pubs/Network/v17_ 3nt1734.htm

25. Comportamentos e problemas de saúde entre os jovens na Índia. Obtido em 2014 de www.ncbi.nlm.nih.gov/pmc/../pmc 4216492

26. Como o stress afecta a conceção. Obtido em 204 de /science norchicscience norchic.com

27. Fisiologia humana /gravidez e parto. Obtido em 2013 de wiki books open.org/wiki/human pregnancy and birth

28. Desenvolvimento humano desde a conceção até ao nascimento. Recuperado em 2014 de spuc - https:/www.spuc .org.uk/human development

29. Introdução Instituto nacional sobre a toxicodependência (NDA), consultado em 2014 em www.drug abuse.gov/drug-abuse-among.ad

30. Estratégias de intervenção - etapas, 1-4. Obtido em 2014 de http://www.indianpediatrics.net/j an2004/j an-7 -13.htm

31. Introdução à puberdade - desenvolvimento da criança e do adolescente: puberdade. Obtido em 2013 de http://www.sevencounties.org/poc/view_doc.php? type= doc&id =3840

32. Obtido em 2013 de www.world bank org..

33. Abordagens de competências de vida para melhorar a saúde sexual e reprodutiva dos jovens. Recuperado em 2013 de http://www.advocatesforyouth.org

34. Leite de baixo peso / gravidez de maternidade - definição de gravidez obtida em

2013 de http://evolve.elsevier.com

35. Saúde menstrual: 10 common mysteries busted - recuperado em 2013 de zee aces .india.com> health. exclusive.

36. Ministério do Desenvolvimento dos Recursos Humanos, Departamento da Mulher e do Desenvolvimento Infantil, diretrizes para a implementação do programa para raparigas adolescentes como componente do programa ICDS (geral) patrocinado centralmente.india.gov.in archive

37. Tabus menstruais e sabedoria antiga. Recuperado em 2014 de https:// mythri fala wordprees.com

38. Myths and facts about sexual health and STIs-I wanna know.recuperado em 2014 de www.i wanna know.org/teens/mnyths-facts/overview.html

39. Myths and facts-ASHA:ASHA recuperado em 2014 de www.asha sexual health.org /stdsstis/m..american social health association

40. Molina R. Et al (2007) Sexuality in adolescents. Recuperado de http://ww.ncbi.nlm.nih.gov/entrez/query.fcgi?pubmed&cmd=retrieve&dopt= abstract plus & list_uid

41. Ministry_of-health_and_family_welfare. consultado em 2014 em http:/en.wikipedia.org/wiki/ministry_ of_health_and _family_welfare.

42. 10 mitos sobre a menstruação/sopro. Obtido em 2014 de

www.whisper.co.in/top-10 mitos

43. Desenvolvimento físico e cognitivo na adolescência. Recuperado em 2014 de http://highered..meducation.com/sites/0073133809/student_view0/cha,

44. Problemas pós-aborto: riscos e complicações do procedimento. Obtido em 2014 de www.leader.com/org/trl/pap4.html

45. Puberdade .Wikipédia, a enciclopédia livre pt.wikipedia.org /wiki/puberdade,1- 26

46. Potts: uma expressão sexual saudável é essencial para o casamento. Obtido em 2014 em www.dailyherald.com/article /708/29759

47. Direitos reprodutivos -wikipedia.pt.wikipedia.org/wiki/reproductive rights

48. Anatomia e fisiologia da reprodução www.columbia.edu/ itc/hs/.

./anatomia.html

49. Fases da gravidez/women's health.gov.www.women health gov> gravidez.

50. Orientação sexual e adolescentes e pediatria

51. Stang j, Story M(eds)guidelines for adolescent Nutrition services (2005) recuperado em 2014 de http:// www.epi.umn.edu/let/pubs/adol_book.shtm

52. Sexualidade/opções para a saúde sexual https:// www

53. Responsabilidades sexuais - Filadélfia 'Black Women's Health' recuperado em 2015 de www.black women's health project.org/aasexresp.htm

54. Crescimento e desenvolvimento dos adolescentes/ fichas de informação extensão udd.edu.../teen-

growth and develop

55. Principais mitos sobre a infertilidade -chris woolston.M.s

56. Interrupção da gravidez e aborto na Índia /India.angloinfo.com/

...interrupção-aborto

57. Sexo não seguro-OMS .www.who.int/publications/cra/1177-1254.pd

58. O que afecta a sua fertilidade? Obtido em 2014 de http://www.bbc.co.uk/science /0/2175573-British broad casting corporation

59. Somos seres sexuais. Obtido em 2014 de wis.consin relationship education -www. Wire.wisc.edu/your sexual life/we are sexual

60. Prevenção da violência sexual juvenil. VAW net - www.vanet.org/../print document.

61. Política e programa para a juventude da Índia/Manipur-kangla onlinehttp:/ / kanglaonline.com /2010/10 /youth-policy-and programme-of-India.

Anexo -1

AVALIAÇÃO DAS NECESSIDADES EM MATÉRIA DE SAÚDE REPRODUTIVA E DE COMPETÊNCIAS PARA A VIDA E EDUCAÇÃO DAS RAPARIGAS ADOLESCENTES ROTEIRO DE ENTREVISTA ESTRUTURADO

PARTE -A

Informações gerais Calendário

2. Número de série

3. Idade:

4. Religião:

5. Endereço:

6. Tipo de família:

a. Articulação **b.** Nuclear **c.** Alargada **d.** Qualquer outro

6. Tamanho da família

a. Até - 4 **b**. 5-8 **c.** 9 e mais

7. Rendimento familiar mensal (em Rs.)

a. Inferior a 15.000/- **b.** 15.000/- a 36.000/-

c. 36.000/- a 60.000/ **d.** 60.000/- e mais.

8. Educação da mãe

a. Analfabeto **b.** Primário **c.** Secundário **d.** Colegial

9. Educação do pai

a. Analfabeto **b**. Primário **c.** Secundário **d.** Colegial

10. Profissão da mãe

a. Trabalhador por conta de outrem **b.** Empresário **c.** Empregado **d.** Qualquer outro

11. Profissão do pai

a. Trabalhador por conta de outrem **b.** Empresário **c.** Empregado **d.** Qualquer outro

SECÇÃO - I

ESTADO NUTRICIONAL

É vegetariano/não vegetariano/qualquer outro? (Por favor, assinale)

SNo	Antropometria			Alimentação	Frequência de consumo						
	Ht.	Peso.	IMC	Padrão de	Diário	Semanal	Mensal	Ocasionalmente	Nunca	NS-	NS-

	Altura	Peso	**Índice de Massa Corporal Peso em Kg, (Ht em Metros)2**	**consumo**						**I**	**II**
1				Cereais e painço							
2				Impulsos							
3				Leite e leite Produtos							
4				Legumes							
5				Óleos, gorduras e frutos secos							
6				Frutos							
7				Ovo, carne e peixe							

As pontuações do estado nutricional:

Diariamente =4, Semanalmente = 3, Mensalmente = 2, Ocasionalmente =1, Nunca = 0

Bom = 25- 28, Moderado = 20 - 24, Médio = 16-19, Fraco < 15

SECÇÃO -II

ESTADO DE SAÚDE GERAL E PROBLEMAS

2 Dorme bem à noite? SIM / NÃO

3 Quantas horas dorme? <6 horas , 6-7 horas <7 horas

4 Por favor, indique a frequência com que teve de enfrentar os seguintes problemas de saúde no ano anterior.

S.	**Saúde problemas**	**Frequência num ano**				**Tratamento efectuado**			
		<5 vezes	**6- vezes**	**11- vezes**	**>1 vezes**	**Consultou um médico**	**Loja de produtos médicos**	**Conselho do vizinho**	**Remédio caseiro**
	Problemas gerais de saúde					A/S/N	A/S/N	A/S/N	A/S/N
1	Dor de cabeça								
2	Dores de estômago								
3	Úlceras na boca								
4	Sangramento das gengivas								

5	Dor de dentes								
6	Frio								
7	Tosse								
8	Diarreia								
9	Prisão de ventre								
10	Febre								
11	Dor de garganta								
12	Amigdalite								
13	Alergias cutâneas								
14	Náuseas / Vómitos								
	Reprodução **Infeção do trato**								
15	Infeção do trato urinário								
16	Feridas e comichão no períneo								
17	Hemorragia vaginal excessiva								
18	Períodos irregulares								
19	Dor abdominal antes da menstruação								
20	Descarga branca								
21	Qualquer outro								

Chaves:

A-Sempre	>15-Muito mau	< 5 -Bom Consultou o médico--Bom
S-Às vezes	11-15-pobre	Loja médica----------- Média
N-Nunca	6-10-Moderado	Aconselhamento do vizinho/Remédio caseiro- Pobre

SECÇÃO -III

ACTIVIDADE FÍSICA

S.NO.	Atividade física	Duração da atividade física				Regularidade
	Sim/Não Em caso afirmativo, assinale a atividade e a duração	<30 min	30min - 1 hora	1-1 ½ hr	>1 ½ hr	**Regular/não regular**
1	Andar a pé					

2	Caminhada rápida						
3	Corrida						
4	Exercício	Aquecimento					
		Exercício normal					
		Aeróbica					
		Na máquina					
5	Ioga						
6	Meditação						
7	Em execução						
8	Ciclismo						
9	Qualquer outro						

SECÇÃO - IV

ESTADO DA SAÚDE REPRODUTIVA

2. O seu ciclo menstrual é regular: **Sim / Não**

Se =Não', quantos dias? 11/2 meses / 2 meses / 3meses⁄qualquer outro

3. Tem algum desconforto ou dor antes do período menstrual? Sim - por vezes / Não Se =Sim', de que tipo? Sensação de peso nos seios/ Dor abdominal/ Dor de cabeça/ Náuseas

4. Utiliza pensos higiénicos?

Se =Sim', de que tipo? Feito pelo próprio/fornecido pela instituição/comercial (marca)

1) Como eliminar os pensos higiénicos?

Embrulhar num papel e deitar no caixote do lixo b) Deitar fora como está c) Deitar na sanita

* Higiene pessoal durante o período menstrual?

S. Não.	**Práticas de higiene pessoal**	**Sim**	**Não**
i	Toma banho diariamente durante o período menstrual		
ii	Tomar banho de cabeça antes e depois do período menstrual		
iii	Lava sempre as mãos depois de usar a casa de banho		
iv	Limpa os seus órgãos genitais sempre que muda de pensos?		

SECÇÃO-V

Escala de conhecimentos sobre saúde reprodutiva

De seguida, são apresentadas algumas perguntas sobre saúde reprodutiva. Por favor, dê as suas respostas com base nos seus conhecimentos. As suas respostas não serão divulgadas a ninguém. Serão utilizadas apenas para conceber o nosso programa educativo para si.

1. Onde é que o bebé cresce dentro do corpo da mãe? ( )

* Útero

* Estômago

* Abdómen

* Peritoneu

2. O sistema reprodutor feminino é constituído por ( )

* Apenas o útero

* Útero, trompas de Falópio, ovários e órgãos genitais externos

* Apenas órgãos genitais externos

* Apenas ovários

3. A célula sexual feminina é conhecida como ( )

a) Esperma b) Ovário

c) Óvulo d) Testes

4. O que é o esperma? ()

a) Célula reprodutora masculinab) Sistema reprodutor masculino

c) Testesd) Órgão reprodutor masculino

5. Onde são produzidos os ovos machos? ()

a) Testículo

b) Pénis

c) Abdómen

d) Não sei

6. O óvulo é produzido a partir de? ( )

a) Ovário b) Útero

c) Trompas de Falópio

d) Ligamento pélvico

7. Quando é que o ovo maduro é libertado do saco de ovos ( )

a) 7th dia do ciclo menstrual

b) 14th dia do ciclo menstrual

c) 21st dia do ciclo menstrual

d) 28th dia do ciclo menstrual

8. As células sexuais masculinas são produzidas por: ( )

a) Uretra b) Rim

c) Testes

d) Bexiga

9. A fertilização do óvulo e do espermatozoide ocorre normalmente no ()

a) Ovário b) Útero

c) Trompa de Falópio

d) Abdómen

10. Quais são as mudanças físicas que ocorrem durante a puberdade nas raparigas( )

a. Aumento do peito e dos mamilos

b. Aparecimento de pêlos púbicos e axilares c. Ocorre a menstruação

d. Todas as anteriores

11. Quais são as mudanças físicas que ocorrem durante a puberdade nos rapazes? ( )

a) Mudança de voz

b) Aspeto do bigode e da barba

c) Aparecimento de pêlos no peito

d) Todas as opções anteriores

12. Que alteração emocional se verifica nos adolescentes ( )

a) Solidão

b) Inatividade

c) Preguiça

d) Atração pelo sexo oposto

13. O que é a Emissão Nocturna ( )

a. Ejaculação involuntária de sémen durante a noite

b. Ejaculação voluntária de sémen durante o sono

c. Ejaculação forçada de sémen

d. Não sei

14. Menarca significa: ( )

a) Última menstruação numa mulher

b) Primeiro fluxo menstrual numa rapariga

c) Menstruação após o parto

d) Não sei

15. O que é a menstruação: ( )

a) A descamação do revestimento do útero espessado

b) Eliminar as células sanguíneas danificadas do organismo

c) Lavagem mensal do óvulo

d) Hemorragia do útero

16. Qual é a duração média do ciclo menstrual ( )

a) 18 - 20 dias b) 21 - 25 dias c) 22 - 26 dias d) 26 - 35 dias

17. O fluxo menstrual dura normalmente: ( )

a) 7-10 dias b) 5-7 dias c) 3-5 dias d) 7-10 dias

18. Quais são os problemas pré-menstruais mais comuns nas raparigas adolescentes? ( )

a) Fraqueza e dores no corpob) Cansaço e vómitos

c) Dor nas costas, dor no baixo ventre e dor nos seios d) Não sabe

19. Durante que dias do ciclo menstrual é que uma rapariga pode engravidar? ()

a. 1-10 dias b.13-16 dias c. 17-21 dias d. 22-30 dias

20. Qual poderá ser a causa das borbulhas durante a menstruação ()

a. Desequilíbrio hormonal b. Infecções cutâneas

c. Falta de resistência d. Não sei

21. A cessação permanente da menstruação na vida de uma mulher chama-se: ()

a) Menopausa b) Menarca

c) Dismenorreia d) Não sabe

22. Como se forma um bebé no corpo de uma mulher?

a) a. Pela união do óvulo masculino com o óvulo feminino

b) b. É um dom dado por Deus

c) c. É um milagre

d) d. Resultado da união sexual

23. Como é que se confirma que uma rapariga está grávida?

a)Vómitos b)Giddines c)Falta do ciclo menstrual regular d)Não sabe

24. (A) A gravidez na adolescência é segura? ( )

a)Sim b)Não c)Não sei

B) Em caso negativo, quais são os riscos/complicações da gravidez na adolescência? ( )

a) Aborto

b) Trabalho de parto prematuro

c) Trabalho de parto obstruído

d) Todas as opções anteriores

25. O que é aborto ( )

a) Interrupção da gravidez antes das 28 semanas

b) Interrupção da gravidez após 28 semanas

c) Interrupção da gravidez antes das 20 semanas

d) Morte do feto no interior do útero

26. Quais são os comportamentos de risco não saudáveis mais comuns nas raparigas adolescentes?

()

a) Sexo antes do casamento

b) Tentativa de suicídio

c) Fugir

d) Todas as opções anteriores

27. Quais são os comportamentos de risco não saudáveis comuns encontrados entre os rapazes adolescentes?

()

a) Consumo de álcool / Drogas / Tabagismo

b) Experimentação sexual

c) Fugir

d) Todas as opções anteriores

28. Quais são os perigos do sexo antes do casamento? ( )

a) Gravidez indesejada

b) Possibilidade de contrair DST's

c) Gravidez na adolescência / gravidez de risco

d) Todas as opções anteriores

29. A gravidez pode ser evitada através de: ( )

a) Através da utilização de contraceptivos

b) Ao não ter relações sexuais

c) Ao tomar medicamentos homeopáticos

d) Por orações

30. Quais são os contraceptivos mais comuns que podem ser utilizados para evitar a gravidez?( ) a) Preservativo

b) Comprimido oral

c) Dispositivos intra-uterinos (DIU) / cobre T

d) Todas as opções anteriores

31. Qual é a complicação imediata do aborto? ( )

a) Lesões do colo do útero e do útero

b) Hemorragia

c) Choque

d) Colapso

32. O que é um preservativo? ( )

a) Uma espécie de tablet

b) Uma substância geral como o creme

c) Um dispositivo de borracha colocado no pénis antes da relação sexual

d) Não sei

33. O que são os comprimidos orais? ( )

a) Uma pílula tomada diariamente pelas mulheres para evitar a gravidez

b) Um medicamento aplicado na pele

c) Um comprimido tomado para prevenir a dor abdominal

d) Não sei

34. O que é o DIU / cobre T? ( )

a) Um dispositivo colocado no útero de uma mulher para prevenir gravidez

b) Uma máquina utilizada para diagnosticar a gravidez

c) Uma injeção administrada para prevenir a gravidez

d) Não sei

35. O que são os comprimidos de emergência? ( )

a) Comprimidos tomados imediatamente após a relação sexual para prevenir a gravidez

b) Comprimidos tomados para abortar a gravidez

c) Comprimidos tomados durante a gravidez

d) Não sei

36. O que se entende por Infecções Sexualmente Transmissíveis (IST)? ( )

a) Uma doença transmissível que se propaga através do contacto sexual

b) Uma doença hereditária

c) Uma doença que se propaga através da picada de um mosquito

d) Não sei

37. Quais são os sinais e sintomas das IST? ( )

a) Corrimento profuso invulgar da vagina/pénis

b) Dor/sensação de ardor e prurido ao urinar e úlceras ou feridas na zona genital

c) Dor abdominal inferior

d) Todas as opções anteriores

38. Como podemos prevenir as Infecções Sexualmente Transmissíveis? ( )

a) Evitando relações sexuais antes do casamento e extraconjugais

b) Utilizando um preservativo durante as relações sexuais

c) Seguindo práticas limpas de higiene perineal

d) Todas as opções anteriores

39. O que é a SIDA? ( )

a) Síndrome de Imunodeficiência Adquirida

b) Síndrome de Imuno-Deficiência Adquirida

c) Síndrome de Destruição Imunitária Adquirida

d) Sintoma de Imunodeficiência Adquirida

40. Quais são os principais sinais e sintomas do VIH/SIDA?

a) Perda de mais de 10% do peso corporal

b) Diarreia crónica durante mais de um mês

c) Febre prolongada durante mais de um mês

d) Todas as opções anteriores

41. Como podemos confirmar que uma pessoa está infetada com o VIH? ( ) a) Análise ao sangue

b) Análise de urina c) Radiografia

d) Teste de escarro

42. Como é que o VIH/SIDA se transmite de uma pessoa para outra? ( )

a) Contacto sexual

b) Transfusões de sangue / agulhas não esterilizadas

c) Da mãe para o feto no útero

d) Todas as opções anteriores

43. Qual é a causa da SIDA? ( )

a)Vírusb)Hereditária

c) Maldição de Deusd) Não sei

44. Quem são as pessoas que correm o risco de contrair o VIH/SIDA?

a) Prostitutas / pessoas que têm múltiplos parceiros sexuais b) Toxicodependentes por via intravenosa

c)Pessoas que recebem frequentemente transfusões de sangue

d)Todas as anteriores

45. Como podemos prevenir o VIH/SIDA? ( )

a) Evitando o sexo pré e extraconjugal

b) Utilizando preservativos durante as relações sexuais

c)Através da imunização

d)Não sei

Chave de resposta

Escala de conhecimentos sobre saúde reprodutiva

Q.No.	Answer	Q.No.	Answer
1.	a	24.	A-b B-d
2.	b	25.	a
3.	c	26.	d
4.	a	27.	d
5.	a	28.	d
6.	a	29.	b
7.	b	30.	d
8.	c	31.	b
9.	c	32.	c
10.	d	33.	a
11.	d	34.	a
12.	d	35.	a
13.	a	36.	a
14.	b	37.	d
15.	a	38.	a
16.	d	39.	b
17.	c	40.	d
18.	c	41.	a
19.	b	42.	d
20.	a	43.	a
21.	a	44.	d
22.	a	45.	a
23.	c		

ESCALA DE ATITUDES

Instruções: - Lê atentamente as afirmações que se seguem e dá a tua opinião, assinalando com um sinal (√) a coluna adequada.

S.N.	Declaração	SA	A	UC	D	SD
1	Estou feliz por ser uma rapariga					
2	Acho que na puberdade uma rapariga se torna sexualmente madura					
3	Ter curiosidade sobre sexo é um comportamento normal dos adolescentes					
4	Os adolescentes sentem-se atraídos pelo sexo oposto					
5	As relações sexuais devem basear-se na confiança mútua, na honestidade, no empenhamento e no respeito					
6	Todas as decisões sexuais têm efeitos ou consequências					
7	Todas as pessoas têm o direito e a obrigação de fazer escolhas sexuais responsáveis					
8	Os jovens exploram a sua sexualidade como um processo					

	natural de atingir a maturidade sexual					
9	O envolvimento prematuro no comportamento sexual comporta riscos.					
10	A mulher é impura durante a menstruação					
11	O sexo durante a menstruação não é seguro					
12	O comportamento sexual deve ser responsável e autodisciplinado					
13	As doenças sexualmente transmissíveis são causadas pela maldição de Deus					
14	Uma pessoa pode contrair IST ao utilizar uma casa de banho pública.					
15	Penso que os enfermeiros educadores são as melhores pessoas para transmitir educação sexual ao grupo de adolescentes					
16	Sinto-me pouco à vontade para falar dos meus assuntos sexuais com a minha mãe					
17	O sexo é a coisa mais importante num casamento					
18	Acho que falar de assuntos relacionados com o sexo é vulgar					
19	A maternidade é sagrada					
20	Sinto que o nascimento de uma criança é uma experiência assustadora					
21	Penso que os rapazes e as raparigas têm a mesma importância na minha família					
22	Sinto-me mais à vontade para falar de assuntos sexuais com os meus amigos					
23	Considero que a educação sexual durante a minha vida escolar é necessária					
24	Penso que os doentes com SIDA não devem ser isolados da sociedade					
25	A SIDA pode ser curada com um bom tratamento					
26	A paternidade planeada é necessária para uma vida familiar eficaz					
27	A masturbação é normal e saudável					
28	A homossexualidade é anormal					
29	É mau ter fantasias sexuais e mudanças de humor durante a adolescência					
30	As mulheres são responsáveis pela propagação das IST					
31	Um rapaz e uma rapariga podem ser bons amigos sem terem um caso sexual					
32	A masturbação torna-o impotente/estéril					
33	Matar pessoas é errado, por isso o aborto também é errado					
34	A sexualidade inclui as dimensões física, ética, espiritual, social, psicológica e emocional					

35	A esterilização reduz o desejo e a capacidade sexual de homens e mulheres					
36	Emissões nocturnas ou sonhos molhados indicam uma perturbação sexual					
37	A masturbação frequente pode levar a uma inadequação sexual					
38	Os preservativos rebentam sempre durante o sexo.					
39	A mulher determina o sexo do bebé					
40	Todas as Infecções Sexualmente Transmissíveis (IST) podem ser curadas					
41	Os jovens não apanham SIDA					
42	A educação sexual nas escolas não aumenta a atividade sexual dos adolescentes					
43	As crianças com VIH devem frequentar escolas normais					
44	O aborto é um procedimento seguro					
45	Qualquer pessoa pode fazer um aborto					
46	Os problemas emocionais pós-aborto são comuns					
47	Não há mal nenhum em uma adolescente fazer um aborto					
48	É necessário um aconselhamento adequado antes e depois do aborto					
49	A abstenção de relações sexuais é o método mais eficaz para evitar a gravidez e prevenir as DST e o VIH/SIDA					
50	Durante a menstruação, as raparigas não devem tomar banho nem participar em rituais religiosos					
51	A circuncisão é a única forma de manter o pénis limpo					
52	Ter relações sexuais antes do casamento é uma prática comum e aceitável entre os adolescentes					
53	Considero que a higiene menstrual não é uma questão importante para a minha saúde geral					
54	As infecções por VIH na Índia são transmitidas principalmente através de relações sexuais não seguras					
55	O aborto inseguro é mais frequente na adolescência					

CHAVE

4. Declaração positiva

-Declaração negativa

Pontuação da declaração negativa 1,2,3,4,5

Pontuação da afirmação positiva 5,4,3,2,1

A= Concordo UC= Incerto D= Discordo SD= Discordo totalmente S A= Concordo totalmente

1. +	11. +	21. +	31.+	41.–	51.–
2. +	12. -	22. +	32.–	42.+	52. –
3. +	13.-	23. +	33.+	43.+	53.–
4. +	14. +	24. +	34.+	44.–	54.+
5. +	15. +	25. –	35.–	45.–	55.+
6. +	16.–	26. +	36.–	46.+	
7. +	17.–	27.–	37.+	47.–	
8. –	18. –	28.+	38.–	48.+	
9. +	19.+	29.–	39.–	49.+	
10.–	20. –	30.–	40.–	50.–	

QUESTIONÁRIO RELACIONADO COM AS PRÁTICAS RELATIVAS À MENSTRUAÇÃO E HIGIENE MENSTRUAL

1. Para proteger a sua roupa de manchas de sangue durante o período menstrual, prefira: ( )

a) Pensos esterilizados comerciais / roupa limpa transformada em pensos

b) Qualquer roupa

c) Roupas inúteis transformadas em almofadas

d) Qualquer outro

2. Com que frequência muda os seus calços? ( )

a) Uma vez por dia

b) Três vezes por dia

c) Sempre que a almofada fica encharcada

d) Qualquer outro

3. O melhor método de eliminação de almofadas usadas é: ( )

a) Queimadura

b) Deitar para o caixote do lixo como está

c) Deitar no caixote do lixo depois de o cobrir com um saco de papel/plástico

d) Qualquer outro

4. A roupa que estiver manchada com sangue menstrual deve ser: ( )

a) Lavado imediatamente com água quente

b) Lavar imediatamente com sabão e água fria

c) Conservar durante algum tempo e depois lavar

d) Qualquer outro

5. Porque é que mudam imediatamente os pensos embebidos: ( )

a) Para evitar irritação e infeção local

b) Para evitar dores abdominais

c) Para parar a hemorragia

d) Qualquer outro

6. Durante o período menstrual deve-se: ( )

a) Descansar mais

b) Comer pouca comida

c) Fazer todo o trabalho e actividades de rotina como habitualmente

d) Fazer uma dieta especial

7. Durante o período menstrual, é necessário tomar banho e mudar de roupa: ( )

a) Diário

b) Semanal

c) Dias alternados

d) Qualquer outro

8. Como é que se cuida do vestuário higiénico após a sua utilização, se for utilizado vestuário velho: ( )

a) Lavar imediatamente com água e sabão e secar à luz do sol

b) Manter todos os pensos juntos e lavá-los no final do período

c) Lavar e guardar num local fechado

d) Deitar para o caixote do lixo

9. Depois de mudar as almofadas, deve: ( )

a) Lavar as mãos com sabão e água quente

b) Lavar as mãos com sabão e água da torneira

c) Lavar as mãos apenas antes de comer

d) Lavar as mãos apenas antes de cozinhar os alimentos

10. O remédio caseiro para aliviar a dor abdominal inferior e a dor nas costas durante o período menstrual é: ()

a) Aplicar uma compressa quente

b) Aplicar óleo

c) Descansar mais

d) Massagem

Chave de resposta

Práticas relativas à menstruação e à higiene menstrual

Q. No.	Answer
1.	a
2.	c
3.	a
4.	b
5.	a
6.	c
7.	a
8.	a
9.	b
10.	a

SECÇÃO-VI

Questionário de competências para a vida

1. O significado do termo "competências para a vida" é: ( )

a) As capacidades de comportamento adaptativo e positivo que permitem aos indivíduos lidar eficazmente com as exigências e os desafios da vida quotidiana

b) Competências que permitem às pessoas interagir socialmente

c) As competências para a vida ajudam a compreender os sentimentos dos outros

d) Comportamento positivo

2. Auto-conhecimento / Autoestima significa : ( )

a) Como nos sentimos em relação a nós próprios

b) O que se sente em relação aos outros

c) O que se sente em relação à sociedade

d) Os direitos e as responsabilidades de cada um

3. A forma eficaz de gerir o stress é : ( )

a) Discutir os problemas com os outros

b) Exercícios e alimentação

c) Mecanismos de sobrevivência como o pensamento positivo, a meditação, a oração

d) Todas as anteriores

4. Infatuação numa relação significa : ( )

a) Possessividade irreflectida

b) Estado de estar com Atração irracional

c) Amizade desordenada e sonhar acordado com ele(a)

d) Todas as anteriores

5. A forma de exprimir o amor é : ( )

a) Por afeto profundo

b) Por embaraço

c) Oferecendo prendas

d) Falando sempre

6. A melhor maneira de lidar com os problemas da vida é : ( )

a) Permanecer no estado de frustração

b) Não reagir à situação

c) Reagir à situação de forma a ajudar a pessoa

d) Fugir da situação

7. A principal causa de stress na vida dos adolescentes é: ( )

a) Exigência da vida académica

b) Alterações corporais

c) Não ver filmes da sua própria escolha

d) Falta de liberdade suficiente

8. O processo de tomada de decisão é efectuado por : ( )

a) Escolher entre várias opções

b) Concentrar-se apenas numa opção

c) Consultar terceiros

d) Seguir o que vem à mente no calor do momento

9. O elemento mais importante da definição de objectivos é: ( )

a) Estar determinado a alcançar algo significativo

b) Sonhar acordado com ideais elevados

c) Aquisição de conhecimentos no domínio em causa

d) Livrar-se das distracções

10. O efeito mais prejudicial da pressão dos pares é: ( )

a) Ver um filme

b) Consumo de álcool

c) Fazer um piquenique

d) Jogos de computador

11. Um dos principais sintomas da toxicodependência é: ( )

a) Paciência

b) Agressividade

c) Ludicidade

d) Irritabilidade

12. Cuidar da sua mãe doente em casa revela a sua: ( )

a) Poupar dinheiro em facturas hospitalares

b) Empatia

c) Responsabilidade social

d) Resolução de problemas

13. O requisito básico para fazer uma escolha de carreira é: ( )

a) Auto-conhecimento

b) Procurar um emprego popular

c) Tomada de decisão rápida

d) Capacidade para resolver problemas de forma eficaz

14. Falar com os pais sobre problemas pessoais é para:- ( )

a) Relações interpessoais

b) Comunicação eficaz

c) Informar os pais

d) Ganhar a confiança dos pais

15. Lidar com as preocupações de não ser bonita é por: ( )

a) Aceitar

b) Estar sempre consciente disso

c) Desenvolver o pensamento crítico em relação a ela

d) Aplicar diariamente o creme fair - and -lovely

16. Exprimir a sua opinião sobre o dote junto dos pais/amigos demonstra a sua ( )

a) Esforços para mudar os pais que são tradicionais

b) Pensamento crítico em relação a questões sociais

c) Assertividade na manutenção dos princípios

d) Evitar propostas de casamento

17. A melhor maneira de lidar com os insucessos nos exames é: ( )

a) Fugir de casa

b) Pensar de forma crítica para descobrir a causa dos fracassos

c) Aceitar os fracassos em silêncio

d) Tomar medidas pró-activas para estudar muito

18. Lidar com pais críticos significa : ( )

a) Aceitar o seu destino

b) Não discutir com o pai ou a mãe

c) Evitar o progenitor

d) Estar à vontade para lidar com as mudanças emocionais

19. Falar com amigos e colegas de turma, apesar das diferenças de opiniões e ideias, é necessário para: ( )

a) Manter a relação interpessoal

b) Evitar brigas

c) Causar boas impressões

d) Aprender uns com os outros

20. Se os pais forem pobres, a reação será: ( )

a) Aceitar o destino

b) Desinteressar-se da vida

c) Diminuir as necessidades

d) Procurar formas criativas de lidar com a pobreza

21. Para lidar com o seu namorado que o pressiona a ter relações sexuais como prova do seu amor por ele, você: ( )

a) Manifestar medo de engravidar

b) Exprimir o receio de perder o bom nome

c) Ser assertivo na defesa dos seus princípios

d) Rendam-se a ele, pois o sexo antes do casamento é comum

22. A tua resposta a um amigo que te obriga a fumar seria: ( )

a) Desencorajá-lo corajosamente a deixar de fumar

b) Ser assertivo para lhe dizer não

c) Ajudar o amigo a descobrir a causa do seu tabagismo

d) Indicar ao amigo os efeitos negativos para a saúde

23. A melhor maneira de se preparar para os exames seria: ( )

a) Rezar muito

b) Estudar com afinco e rezar

c) Sonhar com os resultados elevados

d) Ter coragem para enfrentar os fracassos

24. Em caso de morte de um familiar muito próximo, a sua reação seria: ( )

a) Ter a coragem de aceitar a vida como ela é

b) Estar em contacto com o sentimento de tristeza e perda

c) Reforço e reafirmação mútua na família

d) Todas as anteriores

25. A sua atitude em relação a um idoso que espera no passeio para atravessar uma estrada movimentada seria: ( )

a) Não é da minha conta!

b) Sentir por ele e oferecer uma mão amiga

c) Não tenho tempo para os outros!

d) Sentir pena dele e seguir o seu caminho

26. A sua atitude em relação aos males sociais em redor, seria: ( )

a) É o destino da sociedade

b) Não há problema, desde que eu não seja afetado

c) Os políticos e os dirigentes devem ter cuidado

d) Unir-se às pessoas de boa vontade para tornar possíveis os esforços para reduzir o impacto do mal

27. Para agradar ao seu amigo, deve sempre: ( )

a) Aprovar tudo o que ele/ela faz

b) É preciso ter cuidado para não o magoar ao dizer não

c) Deve concentrar-se no que pode beneficiar com ele/ela

d) Trabalhar em conjunto de forma construtiva para se enriquecerem mutuamente

28. . Numa relação interpessoal, comunicação significa: ( )

a) Despejar tudo o que se sente e pensa

b) Ser sempre um ouvinte passivo

c) Não se preocupam em dedicar tempo ao outro

d) Criar um espaço onde ambos se sintam confortáveis para partilhar e ouvir um ao outro

29. Boa personalidade significa: ( )

a) Para parecer glamoroso

b) Ser altamente talentoso e ter sucesso em tudo c) Ser uma pessoa integrada para abordar a vida com sabedoria

d) Ser rico e influente na sociedade

30. O papel de Deus e da fé no mundo científico moderno é :
( )

a) Desnecessário

b) Sem sentido

c) Irrelevante

d) Essencial

Cinco níveis, segundo a perceção dos

participantes <u>Pontuações</u>

Muito bom= 5

Bom = 4

Média =3

Fraco = 2

Não participou = 0

Chave de resposta

Questionário sobre competências de vida

Q.No.	Answer
1.	a
2.	a
3.	c
4.	d
5.	a
6.	c
7.	b
8.	a
9.	a
10.	b
11.	b
12.	b
13.	c
14.	b
15.	a
16.	b
17.	d
18.	d
19.	a
20.	d
21.	c
22.	b
23.	b
24.	d
25.	b
26.	d
27.	d
28.	d
29.	c
30.	d

SECÇÃO-VII

Saúde reprodutiva e competências para a vida
Escala de identificação das necessidades educativas - escala de 5 pontos

Instruções: leia os tópicos abaixo e assinale a coluna que lhe parece mais adequada e importante para incluir os tópicos na preparação do manual educativo sobre saúde reprodutiva e competências para a vida.

S.	Tópico	Altamente	Moderadamente	Relevante	Menos	Não

		relevante	relevante		Relevante	relevante
I	**Adolescência e puberdade**:					
1	Alterações biológicas / físicas/					
2	Ciclo de vida					
3	Alterações cognitivas					
4	Alterações emocionais					
5	Mudanças sociais					
	Moral / Espiritual / Valores					
II	**Sistema reprodutor**:					
6	Anatomia e fisiologia do sistema reprodutor feminino.					
7	Anatomia e fisiologia do sistema reprodutor masculino					
III	**A puberdade:**					
8	Menstruação					
9	Higiene menstrual					
10	Higiene reprodutiva					
11	Mitos sobre a reprodução					
12	Masturbação					
13	Homossexualidade					
14	Abuso de substâncias					
15	Comportamento de alto risco					
IV	**Sexualidade e comportamento**:					
16	Sexualidade-significado					
17	Comportamento sexual responsável					
18	Expressões saudáveis da sexualidade					
19	Sexo seguro e não seguro					
20	Violência sexual/abuso sexual & exploração					
21	Fontes de informação					
V	**Conceção:**					
22	O processo de conceção					
23	Factores que afectam a conceção					
VI	**A gravidez:**					
24	Fisiologia da gravidez Saúde/Nutrição durante a					

25 26	gravidez Gravidez na adolescência / Gravidez de risco					
VII 27 28	**Aborto:** Seguro/Não seguro Tipos de complicações					
VII I 29 30 31	**Direitos reprodutivos:** Saúde reprodutiva Contraceptivos Espaçamento / Métodos permanentes					
IX 32 33	**Transmitido sexualmente** **Infecções:** VIH/SIDA e outras DST Mitos e factos sobre as IST					
X 34 35 36 37 38 39 40 41 42 43	**Competências para a vida - 10 competências essenciais:** Auto-consciência/Autoestima Empatia Pensamento crítico Pensamento criativo Tomada de decisões Resolução de problemas Comunicação eficaz Relações interpessoais Lidar com o stress Lidar com as emoções					
XI 44 45 46 47	**Relação:** Relacionamento saudável Comunicação Amizade Sexo antes do casamento e casamento					
XII I 48 P 49 50	**Paternidade responsável:** estilos de apresentação Práticas de educação dos filhos Ciclo de vida em geral					

Anexo -2

Valores dos centis específicos para a idade e o sexo do IMC para crianças e adolescentes

Idade	5º Percentil	Percentil 85	Percentil 95	Idade	5º Percentil	Percentil 85	Percentil 95
	Homens				Mulheres		
2.0	15.14	18.41	20.09	2.00	14.83	18.02	19.81
2.5	14.92	18.13	19.80	2.50	14.63	17.76	19.55
3.0	14.74	17.89	19.57	3.00	14.47	17.56	19.36
3.5	14.57	17.69	19.39	3.50	14.32	17.40	19.23
4.0	14.43	17.55	19.29	4.00	14.19	17.28	19.15
4.5	14.31	17.47	19.26	4.50	14.06	17.19	19.12
5.0	14.21	17.42	19.30	5.00	13.94	17.15	19.17
5.5	14.13	17.45	19.47	5.50	13.86	17.20	19.34
6.0	14.07	17.55	19.78	6.00	13.82	17.34	19.65
6.5	14.04	17.71	20.23	6.50	13.82	17.53	20.08
7.0	14.04	17.92	20.63	7.00	13.86	17.75	20.51
7.5	14.08	18.16	21.09	7.50	13.93	18.03	21.01
8.0	14.15	19.44	21.60	8.00	14.02	18.35	21.57
8.5	14.24	18.76	22.17	8.50	14.14	18.69	22.18
9.0	14.35	19.10	22.77	9.00	14.28	19.07	22.81
9.5	14.49	19.46	23.39	9.50	14.43	19.45	23.46
10.0	14.64	19.84	24.00	10.00	14.61	19.86	24.11
10.5	14.80	20.20	24.57	10.50	14.81	20.29	24.77
11.0	14.97	20.55	25.10	11.00	15.05	20.74	25.42
Idade	**5º Percentil**	**Percentil 85**	**Percentil 95**	**Idade**	**5º Percentil**	**Percentil 85**	**Percentil 95**
11.5	15.16	20.89	25.58	11.50	15.32	21.20	26.05
12.0	15.35	21.22	26.02	12.00	15.62	21.68	26.67
12.5	15.58	21.56	26.43	12.50	15.93	22.14	27.24
13.0	15.84	21.91	26.84	13.00	16.26	22.58	27.76
13.5	16.12	22.28	27.25	13.50	16.57	22.98	28.20
14.0	16.41	22.62	27.63	14.00	16.88	23.34	28.57
14.5	16.69	22.96	27.98	14.50	17.18	23.66	28.87
15.0	16.98	23.29	28.30	15.00	17.45	23.94	29.11
15.5	17.26	23.60	28.60	15.50	17.69	24.17	29.29
16.0	17.54	23.90	28.88	16.00	17.91	24.37	29.43
16.5	17.80	24.19	29.14	16.50	18.09	24.54	29.56
17.0	18.05	24.46	29.41	17.00	18.25	24.70	29.69
17.5	18.28	24.73	29.70	17.50	18.38	24.85	29.82
18.0	18.50	25.00	30.00	18.00	18.50	25.00	30.00
Fonte: T J Cole 2000							

Anexo -3

S. Não	APTIDÕES PARA A VIDA	NÍVEIS PERCEPCIONADOS PELA PESSOA				
		Muito bom	Bom	Média	Pobres	Não participou
1	RESOLUÇÃO DE PROBLEMAS					
2	TOMADA DE DECISÕES (INCLUINDO A DEFINIÇÃO DE OBJECTIVOS)					
3	PENSAMENTO CRÍTICO					
4	PENSAMENTO REACTIVO (INCLUINDO O VALOR)					
5	COMUNICAÇÃO HABILIDADES					
6	INTERPESSOAL RELAÇÃO COMPETÊNCIAS (INCLUINDO ASSERTIVIDADE)					
7	CONSCIÊNCIA DE SI PRÓPRIO					
8	EMPATIA					
9	LIDAR COM STRESS					
10	LIDAR COM EMOÇÕES					

Passo 1 - Categorizar as perguntas nas 10 dimensões

Passo 2 - Analisar a dimensão da pontuação e ver em que área as pontuações da amostra são altas/baixas

Pontuações :

5 - Muito bom

4 - Bom

3- Média

2- Péssimo

0 -Não participou

Anexo - 4

IMC dos participantes em frequência, percentagem e percentagem acumulada

IMC		Frequência	Percentagem	Percentagem acumulada
	12	2	.7	.7
	13	8	2.7	3.3
	14	8	2.7	6.0
	15	16	5.3	11.3
	16	35	11.7	23.0
	17	33	11.0	34.0
	18	51	17.0	51.0
	19	27	9.0	60.0
	20	27	9.0	69.0
	21	20	6.7	75.7
	22	21	7.0	82.7
	23	18	6.0	88.7
	24	11	3.7	92.3
	25	3	1.0	93.3
	26	6	2.0	95.3
	27	6	2.0	97.3
	28	2	.7	98.0
	29	1	.3	98.3
	30	1	.3	98.7
	31	1	.3	99.0
	32	1	.3	99.3
	34	2	.7	100.0
	Total	300	100.0	

Anexo - 5

Frequência de consumo da amostra em frequência, percentagem e percentagem acumulada

Consumo		Frequência	Percentagem	Percentagem acumulada
	8	1	.3	.3
	10	1	.3	.7
	11	2	.7	1.3
	13	2	.7	2.0
	14	5	1.7	3.7
	15	3	1.0	4.7
	16	3	1.0	5.7
	17	8	2.7	8.3
	18	9	3.0	11.3
	19	13	4.3	15.7
	20	31	10.3	26.0
	21	32	10.7	36.7
	22	32	10.7	47.3
	23	35	11.7	59.0
	24	37	12.3	71.3
	25	32	10.7	82.0
	26	23	7.7	89.7
	27	10	3.3	93.0
	28	20	6.7	99.7
	32	1	.3	100.0
	Total	300	100.0	

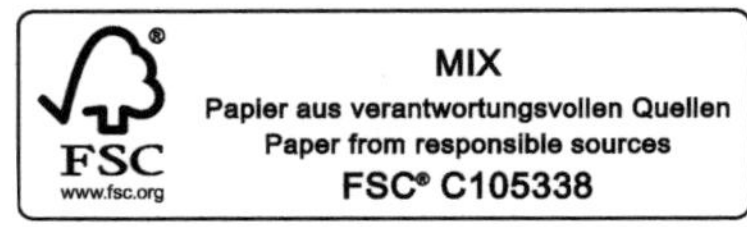

Printed by Books on Demand GmbH, Norderstedt / Germany